仲景学说
临证碎金录

主编 李卫强 朱西杰

全国百佳图书出版单位
中国中医药出版社
·北 京·

图书在版编目（CIP）数据

仲景学说临证碎金录 / 李卫强，朱西杰主编 . —北京：中国
中医药出版社，2021.7
ISBN 978 – 7 – 5132 – 6943 – 8

Ⅰ . ①仲…　Ⅱ . ①李… ②朱…　Ⅲ . ①仲景学说—研究
Ⅳ . ① R222.19

中国版本图书馆 CIP 数据核字（2021）第 075768 号

中国中医药出版社出版

北京经济技术开发区科创十三街 31 号院二区 8 号楼
邮政编码　100176
传真　010-64405721
保定市中画美凯印刷有限公司印刷
各地新华书店经销

开本 710×1000　1/16　印张 11.5　字数 152 千字
2021 年 7 月第 1 版　2021 年 7 月第 1 次印刷
书号　ISBN 978 – 7 – 5132 – 6943 – 8

定价　49.00 元
网址　www.cptcm.com

服 务 热 线　010-64405720
购 书 热 线　010-89535836
维 权 打 假　010-64405753

微信服务号　zgzyycbs
微商城网址　https://kdt.im/LIdUGr
官 方 微 博　http://e.weibo.com/cptcm
天猫旗舰店网址　https://zgzyycbs.tmall.com

如有印装质量问题请与本社出版部联系（010-64405510）

编 委 会

前言

　　东汉张仲景所著《伤寒杂病论》是我国医学史上影响最大的古典医著之一，也是我国现存第一部临床治疗学方面的巨著，可谓是"挽天地之沴疠，救斯民之疾苦"。后经北宋林亿等校正后分化为《伤寒论》《金匮要略》两部分。

　　唐容川曰："仲景立法有如定律，律乃万事之通例，而《金匮》《伤寒》亦万病之通例也。"其六经之文，句句皆法；六经之方，方方皆妙，是研习中医者必学之经典。但因其书文意深奥，许多知识结构难以理解，由此出现历代注家解说，近代亦呈现出燕京伤寒、川派伤寒、鲁派伤寒等诸多派别，诸师各展其才，各论其说。因此，深入研究《伤寒论》《金匮要略》，阐发其奥义，对于中医学发展及临床诊疗具有重要意义。

　　黄元御曰："考镜灵兰之秘，讵读仲景《伤寒》，一言不解，遂乃博搜笺注，倾沥群言。纵观近古伤寒之家数十百种，岁历三秋，犹尔茫若，仰钻莫从，废卷长嘘。"直言仲景之书奥义阐明之不易。

　　我们从事多年临床工作二十多年，执教《伤寒论》《金匮要略》亦近二十载，于《伤寒论》《金匮要略》之经旨颇有感悟，并首次联合宁夏地区从事《伤寒论》《金匮要略》研究及临床诊疗多年、具有丰富经验之老师开展仲景学说理论及临证研讨，以期对仲景学说爰加驳义，阐发微言，编撰而成《仲景学说临证碎金录》。本书中凡古人未发之意、先圣言外之旨，不惜倾囊倒箧而出，譬如结合汉字"实"之意及胃腑之性，提出阳明病"胃家实"当为胃气壅滞；对有"千古之疑难"之称的厥阴病诸症认为是疾病发展的末期，肝失疏泄、气机逆乱之变；结合伤寒六经疾病传变规律，提出脾胃病六经辨证，并指导乙肝、肠炎等病证治疗，获得佳效。同时，本书还提出从瘀血论治，以抵当汤防治阿尔茨海默病（老年痴呆）；结合仲景《金匮要略》对心病之论，提出仲景分期辨治心病之法。诸如此类之论，皆阐发新意，有别于既往。

　　本书编者不揣鄙陋，缀为此册，求教于诸君。终因编者学识水平所限，对仲景学说阐释难免有不足之处，敬请批评指正。

编　者

2021 年 4 月

目 录

《伤寒论》的理论探究

《伤寒论》的临床应用

《金匮要略》的理论探究

《金匮要略》的临床应用

《伤寒论》的理论探究

《伤寒论》"白饮"新解

"白饮"一词首见于《伤寒论》，书中用"白饮"服药之方共有 5 首：白散、四逆散、五苓散、半夏散及牡蛎泽泻散。但"白饮"究竟为何物，历代医家的看法不一。我们通过深入文献研究，就"白饮"之物所论六种观点进行探讨分析，并提出见解以供参考。

一、米汤

如《汤头歌诀新义》在五苓散服法中有"共为细末，每次 6g，以米汤调服"的记载，认为"白饮"为米汤。

二、白米饮

丹波元简认为："白饮，诸家无注，《医垒元戎》作白米饮，始为明晰。"[1]

我们认为这两种说法不妥。因张仲景在《金匮要略·果实菜谷禁忌并治》有"食白米粥，勿食生苍耳，成走疰"的记载。而米汤、白米饮、白米粥同为一物，可见"白饮"与之不同。

三、淅米饮

《伤寒论校注语释》中有："山田业广曰：'白饮者，淅米饮也。'……淅米即洗米也，现又称米泔水。"而《金匮要略·禽兽鱼虫禁忌并治》

篇云："治啖蛇牛肉食之欲死方……以泔洗头，饮一升愈。"可见仲景已有泔之名，"白饮"非"渐米饮"即"米泔水"已明。

四、开水

如《古方新用》五苓散服法中云："将上药为末，每服 3g，开水冲。"认为"白饮"为"开水"。

五、热汤

如《太平惠民和剂局方》五苓散服法中云："每服二钱，热汤调下。"认为"白饮"为"热汤"。

我们认为，以上两种说法均欠妥。因为《伤寒论》在五苓散服法中云"白饮冲服后，多饮暖水，汗出则愈"，而暖水、白开水、热汤同为一物，可见"白饮"并非开水或热汤。

六、白酒

如《药征及药征续编》中云："又按：饮及白饮，疑俱是白酒之谓欤。"但是《伤寒论》在其他散剂服法中如果用酒，多明载"酒冲服"或"白酒下"，可见此说也欠妥当。

"白饮"究竟为何物？我们认为"白饮"当为"清白米饮"，即熬好的白米稀饭上的白清汤。理由有三：

其一，在《周礼·浆水》中有六饮之说，即水、浆、醴、凉、医、酏。前5种明显与"白饮"无关，只有"酏饮"，郑玄注："酏，今之粥……酏饮，粥稀者之清也。"[2] 可见饮当属粥上清稀之汤，那么"白饮"必是白米粥上清白汤，即清白米饮。这也可以从《千金要方·脱肛》篇中的记载得到验证。如猪肝散条曰："温清酒一升服方寸匕，半日再，若不能酒，与清白米饮，亦得。"可见清白米饮服散剂是有据可查的。

再者，从清白米饮作用上看，它除了振奋胃阳，充养卫气，使部分湿邪从汗而解之外，还能固护胃气，使峻药攻邪而不伤正，同时还有补气生津养阴之效。清代王士雄曰："以浓米汤代参汤，每收奇绩。"[3]《本草纲目拾遗》则云："米油力能实毛窍，最肥人，黑瘦者食之百日即肥白，以其阴之功胜熟地。"米油即清白米饮上黏稠部分，可见清白米饮有很好的药用价值。

最后从入药的角度考虑，用白米粥、米汤服散剂，很明显不如清白米饮方便、可口。

综上所述，我们认为"白饮"当属"清白米饮"为宜。

（朱西杰，李卫强）

参考文献

［1］刘渡舟. 伤寒论辞典［M］. 北京：解放军出版社，1988：140.

［2］段逸山. 医古文［M］. 北京：人民卫生出版社，1986：2.

［3］高槐. 话汤. 时珍国药研究［J］. 1997，8（3）：271.

关于《伤寒论》阳明病"胃家实"之商榷

高等中医药院校《伤寒论选读》教材中关于阳明病提纲证"阳明之为病，胃家实是也"的解析，多以《素问·通评虚实论》"邪气盛则实"为据，认为"胃家实"是对阳明病热证、实证病理机制的高度概括，意指阳明邪热壅盛的白虎汤类方证，或燥屎内结的承气汤类方证，不包含阳明虚寒证、发黄证、蓄血证等证候。但这与一经提纲证的纲领性意义似有不符。故此，我们通过文献检索及专家咨询等，对条文中"胃家"及"实"分别解析辨别，并结合胃腑生理特点以及胃病临床用药特点，认为"胃家实"当指胃家即胃、大小肠之气的壅滞，不能通降所致诸证候，应该既包含阳明病热证和实证，也包含虚寒证、发黄证、蓄血证等证候，如此才符合胃腑以通为用、以降为顺的生理特性及临床以通降为主的胃病用药特点。以下就此问题做以具体分析，与同道商榷。

一、关于"实"字的意义辨析

"实"在《说文解字》中为会意字，曰："实，富也。"从宀，从贯。宀，房屋；贯，货物。以货物充于屋下是为实。本义为从头到脚都有遮挡，头顶有盖，中间有粮食，脚下有财富，三点均有即谓之实，即充足、充裕之意。《小尔雅》指出："实，满也，塞也。"《孟子·梁惠王下》曰："而君之仓廪实，府库充。"汉代贾谊《论积贮疏》有："管子曰：'仓廪实而知礼节。'民不足而可治者，自古及今，未之尝闻。"《韩非子·亡征》曰："公家虚而大臣实。"《广韵》曰："诚也，满也。"以上均说明实有充满、充足、壅盛之意。

《素问·调经论》曰："有者为实。"故凡中质充满皆曰实。胃和大小肠均属于六腑，并指出"肠实而胃虚，胃实而肠虚，依次更迭"，实而不满，也是表明实者乃是充满、壅盛之意，与《增韵》谓之"充也，虚之对也"其义一致。

因此，综合张仲景《伤寒杂病论》的成书年代及结合以上分析，我们认为实者指充满、塞满、壅滞之意。

二、阳明胃家之辨析

阳明包括手阳明大肠和足阳明胃，二者均属于六腑，主受纳水谷、传导糟粕，为多气多血之腑，其气以通为用，以降为顺。《灵枢·本输》曰"大肠、小肠皆属于胃"，即胃家统指胃和大小肠。《黄帝内经》所谓胃腑"满而不实"，即指胃腑受纳腐熟水谷，秉承通降之性，不可出现胃气不降、气机壅滞而腑气不通，从而达到"肠实而胃虚，胃实而肠虚，依次更迭"。

因此，阳明胃家之气的正常通降可保障饮食水谷的消化吸收，使气血生化有源。若因诸原因导致胃家之气不降，则会出现阳明胃腑之气壅滞的诸多证候，包括实证、热证、腑实证、虚寒证、发黄证、蓄血证等。

三、阳明病诸证候之"实"辨析

1. 白虎汤证

《伤寒论译释》指出白虎汤证为"表里俱热，有热而无结，脉象可见浮滑"，表明此证为里热壅盛。阳明胃腑气机壅滞而实，则见腹满、身重、难以转侧、口不仁、面垢等症状。

2. 栀子豉汤证

热邪内壅致胃腑气机阻滞而实，则见咽燥口苦，腹满喘逆，心中懊恼、烦乱。

3. 猪苓汤证

阳明热邪留滞，伤津耗液，水与热互结于下焦，水道不通，影响中焦脾胃，上下不通，胃气壅滞不利而为实。

4. 承气汤证

此类方证以里热炽盛、燥屎内结，肠腑气机壅结不通而实，可见腹满、大便硬、潮热、烦躁甚则谵语、脉沉有力等症。

5. 脾约证

阳明胃家热邪内盛，致胃腑气机壅滞，胃肠燥热，脾不散津而小便数、大便干结，是为热壅气滞之实。

6. 蓄血证

此证为表邪内陷，燥热与瘀血互结，致胃肠气机壅滞，血络受损，故大便硬、下血。是为病久成壅之实。

7. 阳明发黄证

《金匮要略》指出，"黄家所得，从湿得之""脾色必黄，瘀热以行"，阳明发黄多由中焦功能失调，湿热熏蒸肝胆，胆汁外溢，胃肠气机阻滞而成，为湿郁成壅之实。

8. 阳明虚寒证

中焦阳气不足，脾失健运致胃家之气不降，浊阴上逆，则见食谷欲呕等胃气壅滞成实之症。

四、"胃家实"之现代医学辨析

研究表明，人体肠道内生活着数以万亿的细菌，被称为肠道菌群，学者们常称之为"人体肠道元基因组"[1]。这些以细菌为主的微生物种类极多，数量庞大。据估计，一个正常成年人肠道内可携带的细菌总重量达 1~1.5kg，包含的细菌数量则可以达到约 10^{14} 个[2]。这个复杂的微生态群所包含的细菌大致可分为三种类型：有益菌、有害菌和中性菌[3]。肠道菌群中的微生物在长期演化过程中以特定的数量和比例相互组合、相互共生与拮抗，参与体内维生素、蛋白质、脂肪等营养物质的合成与代谢过程，分解、吸收营养物质，与其宿主相互依赖、相互制约，共同维护肠道内微生态平衡。此平衡一旦被打破，肠道内不同类型菌群比例失调，机体就会出现纳差、腹胀、腹痛、腹泻或便秘、痢疾、肠炎、溃疡性结肠炎等胃肠功能失调、蠕动失常的相关病证，即中医所谓胃肠气机壅滞、通降失调的表现[4]。此与《伤寒论》阳明病之胃家实出现的病证有相同之处。

五、肠道菌群与脾胃学说

中医学认为，脾胃为"后天之本，气血生化之源"，有受纳饮食、将水谷运化为精微物质，并将精微物质转输、散布到全身的功能。脾胃运化功能正常，纳入的饮食物才能消化、吸收，化生成气、血、津液以濡养全身，并维持正常身体发育和生理活动。如果脾胃虚弱，健运失司，则会出现纳差、乏力、泄泻或便秘、腹胀、腹痛等一系列临床症状。

脾主运化、胃主受纳的功能与肠道微生物参与机体营养物质消化吸收的作用密切相关。《金匮要略》中提出"脾旺不受邪"，即脾气充盛，可拒邪于外，防止罹患疾病。研究表明，肠道菌群及其代谢产物的重要生理功能是免疫防御，肠道免疫屏障能对来自黏膜表面的各种抗原做出正确反应，即对无害抗原如食物及正常菌群的抗原表现为免疫耐受以保证食物的吸收和微生态的稳定；对病原体则产生免疫清除与免疫排斥[5]。因此，脾胃生理功能正常是肠道微生态维持稳态的基本保障，脾胃功能的失调则可导致肠道菌群的紊乱。

专家发现，人体 80% 的毒素在肠道中，还有 20% 在毛孔、血液以及淋巴等部位。肠道是人体内最大的排毒器官。俄国著名病理学家梅奇尼可夫在 1905 年也曾指出，大肠内积聚的食物腐败后，产生有害细菌，继而形成毒素，毒素被肠壁细胞吸收后会引起慢性中毒，导致人体的疾病和衰老。这便是获得诺贝尔奖项的"自身中毒"学说。由此可见，脾胃功能与肠道微生态有着密切联系，胃肠气机的壅滞多为肠道菌群失调所致。因此，用肠道微生态的观点理解脾胃学说，或用中医脾胃学说的理念来印证肠道微生态表现，二者相辅相成，此实则是

"胃家实"的本质。

六、"胃家实"治疗之辨析

综上所述，"胃家实"当指胃家即胃、大小肠之气的壅滞、失于通降所致诸证候。临床中，治疗胃家实以通降为法，近代名医董建华即提出十余法通降治胃之论。阳明病篇诸证如白虎汤证以清热泻火、和降胃气治胃家之实，吴茱萸汤证则以温阳散寒、助胃和降治胃家之实等等。

因此，我们认为"胃家实"当指胃家即胃、大小肠之气的壅滞，作为提纲证包含所有的阳明病证，以此与诸学者共商榷。

（王骄，李卫强）

参考文献

[1] 胡红卫，黄永坤. 肠道菌群与相关疾病的研究进展 [J]. 中国微生态学杂志，2017，29（1）：106-108.

[2] 叶飞，郑鹏，谢鹏. 抑郁症肠道微生物组紊乱假说的现状与展望 [J]. 中国实验动物学报，2017，25（6）：654-657.

[3] 陈红兵，谭毅. 抗生素对肠道细菌变迁影响的研究进展 [J]. 中国临床新医学，2017，10（12）：1231-1234.

[4] 程成，张军峰，史丽云. 湿热证与肠道微生态 [J]. 南京中医药大学学报，2018，34（2）：210-213.

[5] 孔凡华，成泽东. 肠道菌群失调的中医病机探讨 [J]. 江西中医药大学学报，2016，28（6）：6-7.

辛开苦降法探析

"辛开苦降"法是中医一种常用的、独特的治疗方法，现代临床应用辛开苦降法治疗各种寒热错杂、升降失常、虚实互见的病证，并取得了显著效果。我们结合对《伤寒论》《金匮要略》及中医有关"辛开苦降"的文献研究，对该法的源流、病理基础和用药特点探讨如下。

一、辛开苦降法概念及源流

"辛开苦降"法又称"辛苦通降"法，属中医治疗八法中的"和法"范畴，是将辛热（温）和苦寒（凉）两种药性截然相反的药物配伍使用，同组一方，起到平调寒热、燮理阴阳、调畅气机的作用，用以治疗脏腑功能失调、寒热错杂、气机逆乱、升降失常的病证。本法肇始于《内经》，广泛应用于张仲景《伤寒论》《金匮要略》中，后世医家又多有发挥。

《灵枢·师传》说"胃中寒，肠中热，则胀而且泄；胃中热，肠中寒，则疾饥，小腹痛胀"，又有"胃欲寒饮，肠欲热饮"，是寒热错杂的病证较早的记载。《素问·至真要大论》提出"气味辛甘发散为阳，酸苦涌泄为阴"，明确指出辛味药属阳药，具有发散、升阳的作用，苦味药为阴药，有清热、下泄作用。同时《素问·至真要大论》还提出了"逆者正治"的方法，即"寒者热之，热者寒之"。虽未明确指出寒热错杂证如何用药，但可以理解为，可熔寒、热药于一炉，即寒、热药并用，为治疗寒热错杂证的正治之法。张仲景《伤寒杂病论》，对寒热错杂、虚实互见、升降失常的病证，遵《内经》之旨，在总结前人经验的基础上，合辛热（温）药与苦寒（凉）药于一剂，创造了很多著名的运用辛开苦降法的方剂，其中半夏泻心汤、生姜泻心汤、甘草泻心汤三方可称为辛开苦降法的代表方。元代朱丹溪以辛热之吴茱萸与苦寒之黄连按 1 : 6 比例相配，制成著名的方剂左金丸，用于治疗肝郁化火、胃失和降、胁肋胀痛、呕吐吞酸、嘈杂嗳气等病证。朱丹溪在论述痞证治疗时指出"古方治痞用黄连、黄芩、枳实之苦以泄之，厚朴、生姜、半夏之辛以散之，人参、白术之甘苦以补之，茯苓、泽泻之淡渗以泻之。即痞同湿治，惟宜上下分消其气"，明确指出辛开苦降法是治疗痞证的重要方法，上下分消，可配合甘苦、淡渗诸法。对辛开苦降法应用与体会最多的当属清代温病大家叶天士，临证每以辛开苦降之法灵活变通，随症加减，取黄芩、黄连清降邪热，用生（干）姜、半夏温通化湿，配合他药广泛用于湿热阻结中焦的多种病证。《临证指南医案》云："先生借用半夏泻心汤，减去守中之品，取补以运之，辛以开之，苦以降之，与病情尤为允协。"其他温病学家如吴鞠通、王孟英等亦多有运用此法治疗湿热中阻病证之范例。如吴鞠通用半夏泻心汤去人参、干姜、大枣、甘草，加枳实、杏仁治"阳明暑温，脉滑数，不食，不饥，不便，浊痰凝聚，心下痞者"；用半夏泻心汤去人参、干姜、大枣、甘草，加枳实、生姜治"阳明湿温……呕甚而痞者"。

二、张仲景辛开苦降名方举例

张仲景在《伤寒杂病论》中创制了很多著名的辛开苦降方剂，现举例并分析配伍规律如下。

1. 半夏泻心汤

组成：半夏半升，黄芩、干姜、炙甘草、人参各 3 两，黄连 1 两，大枣 12 枚。治"伤寒五六日，呕而发热者，柴胡汤证具，而以他药下之……但满而不痛者，此为痞"者或"呕而肠鸣，心下痞"者。

2. 生姜泻心汤

组成：生姜 4 两、半夏半升，黄芩、炙甘草、人参各 3 两，黄连、干姜各 1 两，大枣 12 枚。本方治"伤寒汗出解之后，胃中不和，心下痞硬，干噫食臭，胁下有水气，腹中雷鸣，下利者"。

3. 甘草泻心汤

组成：炙甘草 4 两，半夏半升，黄芩、干姜、人参各 3 两，黄连 1 两，大枣 12 枚。治"伤寒中风，医反下之，其人下利日数十行，谷不化，腹中雷鸣，心下痞硬而满，干呕，心烦不得安。医见心下痞，谓病不尽，复下之，其痞益甚"者或狐惑病"蚀于上部则声喝"者。

这三个泻心汤方剂组成、主治病证大同小异。三方均以痞为主证，病位在胃，多因误下而成。用承气类寒下之后损伤脾胃之阳而生寒，外邪内陷而为热，以致寒热错杂互结于中焦，脾胃升降失职，导致气机痞塞。故以辛温的半夏，配以辛热（温）之干（生）姜祛寒而散结，用苦寒的黄芩、黄连泄热而和胃，人参、甘草、大枣甘温药坐镇中州，补脾益胃，以复其升降之职，诸药相合，辛开苦降，寒温并用，阴阳双调，祛邪益虚，共奏和中降逆消痞之功，是为辛开苦降法的代表方剂。

4. 附子泻心汤

组成：大黄 2 两，炒黄连、炒黄芩各 1 两，附子 1 枚。治"心下痞，而复恶寒汗出者"。此证因痞兼恶寒汗出，是邪热在里又兼表阳虚衰，未见呕利，故方中不用姜夏而用附子之辛热以回阳。

5. 黄芩加半夏生姜汤

组成：黄芩 3 两，芍药 2 两，炙甘草 2 两，大枣 12 枚，半夏半升，生姜 1 两半。治下利而呕或干呕者。方中生姜、半夏与黄芩辛苦合用，寒温并施，脾气升则泻利止，胃气降则呕恶除。

6. 干姜黄连黄芩人参汤

组成：干姜、黄芩、黄连、人参各 3 两。"伤寒本自寒下，医复吐下之，寒格，更逆吐下，若食入口即吐"者，本方主之。上热则胃气不降而呕吐，下寒则脾气不升故下利，寒格热于上则吐，故曰寒格，用辛开苦降、寒温同调之法，方中芩、连苦寒清热，热清则胃气降，干姜辛热，以祛下寒，寒去则脾气升，可使寒热互格之势得以解除。

7. 黄连汤

组成：黄连 3 两，炙甘草 3 两，干姜 3 两，桂枝 3 两，人参 2 两，半夏半升，大枣 12 枚。治"伤寒，胸中有热，胃中有邪气，腹中痛，欲呕吐者"。本方即半夏泻心汤去黄芩加桂枝而成，亦为治疗热邪在上（胸）、寒邪在下（胃）之寒热错杂证，方亦属辛开苦降之剂。用苦寒之黄连清在上之热，辛热之干姜温在下之寒，辛温之半夏降逆止呕，辛温之桂枝宣通升散。

8. 栀子干姜汤

组成：栀子 14 个，干姜 2 两。治"伤寒，医以丸药大下之，身热不去，微烦者"。大下之后必损中阳，同时外邪亦乘机内陷，郁热留扰胸膈，上热下寒之证成矣。用苦寒的栀子清热除烦，以除在上之热，干姜辛热温脾散寒，以祛在中之寒。二药相反相成，寒去热清，烦热去而中阳复。

9. 乌梅丸

组成：乌梅 300 个，细辛 6 两，干姜 10 两，黄连 1 斤，当归 4 两，炮附子 6 两，蜀椒 4 两，桂枝 6 两，人参 6 两，黄柏 6 两。米饭为丸，治蛔厥、久利。由于疏泄不利，气机不调，以致寒热格拒，上热下寒，阴阳气不相顺接则肢厥。故用桂枝、附子、干姜、蜀椒、细辛等味辛性热（温）之品温经通阳以制其寒，用黄芩、黄连苦寒之品泻热于下。辛开苦降法配合方中味酸的乌梅、味甘的人参、当归等其他药物更有利于安蛔、驱蛔。

10. 大黄附子汤

组成：大黄 3 两，炮附子 3 枚，细辛 2 两。水煎服，治"胁下偏痛，发热，其脉弦紧"者。本证属寒实内结，用苦寒的大黄仅可去其实而不能祛其寒，用辛热的附子、细辛仅能祛其寒而不能荡其积。本方辛开苦降，寒热并用，则可收到寒祛、积荡、便通、热除、痛止之目的。

三、辛开苦降法的用药特点及病理基础

辛开苦降法是选用辛热（温）和苦寒（凉）两种药性截然相反的药物配伍而成。传统上多认为仅指半夏泻心汤中所用的干姜、半夏与黄芩、黄连的配伍，我们认为，不应局限于《伤寒杂病论》的认识，而是把生（干）姜、半夏、橘皮、桂枝、细辛、麻黄……均列为辛热（温）药候选之列，黄芩、黄连、黄柏、栀子、龙胆草、板蓝根、苦参、蒲公英、败酱草……均应在苦寒（凉）药候选之列，虽然可以仅以辛热（温）和苦寒（凉）两种药物组方（如左金丸），但决不应理解为方中仅有辛热（温）和苦寒（凉）两种药物，临床根据病证亦可选用其他性味药物，如半夏泻心汤中的甘草、人参、大枣等甘味药，乌梅丸中的乌梅等酸味药。此外，我们通过对叶天士《未刻本叶氏医案》胃脘胀闷、呕吐呃逆等脾胃病应用枳实的经验分析，枳壳（实）味辛、苦，性寒，辛能开，苦能降，具有升脾降胃、调整中焦气机的作用，可谓是辛开苦降法的代表药物。

辛开苦降法是把寒与热、辛与苦两种性味截然相反的药物配伍于一个处方中，产生的是原来辛热（温）药和苦寒（凉）药单独使用均不具备的一种新的整体功能，拓展了主治范围。辛热（温）药与苦寒（凉）药熔为一炉，其作用有二。一是可以用来治疗寒热错杂证。这种寒证、热证可能是单纯的、全身一致的寒或热，也可能是寒热错杂证，即全身热、局部寒，上热下寒，外热内寒，某一（或数）个脏腑热而另一（或数）个脏腑寒……对于这种复杂证候单用寒药或热药难以起效，因用热碍寒，用寒碍热。必须将寒热药适当配伍，同处一方，才可达到平调寒热的目的。二是具有调畅全身气机的作用。《灵枢·脉度》曰："气不得无行也，如水之流……其流溢之气内溉脏腑，外濡腠理。"《素问·六微旨大论》曰："出入废则神机化灭，升降息则气立孤危。故非出入，则无以生、长、壮、老、已，非升降，则无以生、长、化、收、藏。是以升降出入，无器不有。"在下之气不可一刻而不升，

在上之气不可一刻而不降，一刻不升则清气下陷，一刻不降则浊气上逆。不同性味的药物对于气的运动产生不同的影响。辛热（温）药属阳，有升散阳气、开发腠理的作用，而苦寒（凉）药属阴，有清解通降、沉敛下行作用。辛热（温）和苦寒（凉）两种不同药性的药物相配，则能调畅气机，使升降得宜，气化复常。在此，特别强调中焦斡旋功能在气的升降运动过程所起的重要作用，这也是为什么张仲景在半夏泻心汤等辛开苦降方中常配伍人参、甘草、大枣的原因所在。

综上所述，辛开苦降法源于《内经》，而广泛应用于张仲景的《伤寒杂病论》中，后世医家在"仲景三泻心汤"治痞经验的基础上多有发挥，其中又以清·叶天士《临证指南医案》《未刻本叶氏医案》影响最广。辛开苦降法的药物选择不应仅局限于《伤寒论》《金匮要略》的认识和经验，一切从中药的性味出发，凡辛热（温）与苦寒（凉）同处一方，具有调畅气机、升脾降胃组方特色的都应归于此法，对药物的选择范围更应扩大，使该法的应用更加灵活。此外，特别强调人参、甘草、大枣等甘温益气、斡旋中焦气机的药物，在辛开苦降法中的作用和地位，临床应用时不可忽视。

（马玉芳，龙一梅）

《伤寒论》中的"热"字及其相关语词分析

我们以现今《伤寒论》教材[1]记述的伤寒条文为基础，对其中出现的热字及其相关语词（所以这样说，是因为有些条文中热字可作为独立的字来解释，而大多条文中热只能与其他词语结合来解释，并需要结合当时的语言环境来解读）进行了归纳与分析，发现热字及其语词共出现211次之多（实际为216次，其中除去了条文176条后面林亿校正语中引用其他条文的5个热字及相关语词）。这些热字及其语词在不同的语境中含义相当丰富。只有正确理解其含义，才能正确领会条文含义，正确理解作者意图。下面就其含义分析总结如下。

一、具有体温升高的意思

具有这一意义的词语如发热（共出现75次），出现的频率较高，也是热字基本含义。不过，还有一些相同意义的词，它们不用发热一词表达，而用其他语词表达。如以下一些：身灼热（6）、热自发（12）、热多寒少（分别见于23、27）、微热［9条条文中出现10次，分别为30、71、96（出现2次）、242、252、360、361、366、371］、但热者（70）、身热（分别见于78、80、99、182）、往来寒热（分别见于7条条文，96、97、130、144、136、147、266）、潮热［11条条文中出现12次，分别见于104（出现2次）、137、201、208、209、212、214、215、220、229、231］、热甚（115）、热除而脉迟身凉（143）、表里俱热（168）、伤寒有热（126）、其热不潮（208）、表热里寒（225）、其外有热（228）、烦热（见于77、240）、蒸蒸发热（248）、一身手足尽热（293）、其热（332、333条文中各出现2次）、热［在5条条文中出现7次，分别见于335、336（出现2次）、341（出现2次）、

342、353〕、厥少热多（341）、寒多热少（342）、表有热（176）。

二、指热邪或邪热

这也是热的基本含义之一。如在以下条文语词中当作此义解：热在骨髓也（11）、大热入胃（110）、邪风被火热（111）、瘀热在里（124、236、262）、数为热（122）、数则为热（134）、热结在里（分别见于136、168）、热结膀胱（106）、热在下焦（124）、胸中有热（173）、热越（236）、合热（257）、热在膀胱（293）、里有热（350）、此非结热（158）、热入血室（见于216条，此热入血室，为阳明病邪热与瘀血相结，非表邪内陷，故其热当为邪热）、热〔在下列4条条文中具有此义，分别见于335（出现2次）、339（出现2次）、367、373〕。

三、指感觉热而体温未必升高者

身大热（11）、热在皮肤（11）、如两足当热（30）、足心必热（见于110条，此处指病人感觉足心发热，而体温未必升高，与阴虚生热同义）、翕翕如有热状（192）、腹中未热（386）。

四、指温度高的物体或环境

比如恶热（见于182、183、221）、热粥（见于12、141、386）、热汤（166）、当热时急作（233）。

五、指面色发红

如23条"面色反有热色者"，指的是患者面色发红。

六、指假热或虚热

如122条"数为客热，不能消谷，以胃中虚冷，故吐也"，此处客热指假热，为胃阳虚所生虚热。194条"阳明病，不能食，攻其热必哕，所以然者，胃中虚冷故也。以其人本虚，攻其热必哕"的"攻其热必哕"的"热"字与122条的"热"字同义。另外，317条、370条和389条的"里寒外热""内寒外热"皆为阴盛阳虚所致的真寒假热。

七、指表邪化热入里

131条的"病发于阳，而反下之，热入因作结胸"，指的是表邪未解，误用攻下，导致表邪化热入里，与痰水结于胸胁，导致结胸病。143、144、145三条的"热入血室"，均为表邪化热入里结于血室所致的病证。如143条"妇人中风，发热恶寒，经水适来，得之七八日，热除而脉迟身凉，胸胁下满，如结胸状，谵语者，此为热入血室也"，144条"妇人中风，七八日续得寒热，发作有时，经水适断者，此为热入血室，其血必结……"，145条"妇人伤寒，发热，经水适来，昼日明了，暮则谵语，如见鬼状者，此为热入血室"，它们都有共同的发病特征，即外感时（或中风或伤寒）适逢经水来潮或经水来潮时恰得外感，既而因"血弱气尽，腠理开，邪气因入"形成"热入血室证"。

八、指表邪

如163条"太阳病，外证未除，而数下之，遂协热而利，利下不止，心下痞硬，表里不解者，桂枝人参汤主之"，此处的"协热而利"指挟有表邪的下利，故有后文的"表里不解"。139条、140条的"协热利"，258条的"协热便脓血"，热皆指表邪。又如141条"病在阳，应以汗解之，反以冷水潠之。若灌之，其热被劫不得去，弥更益烦，肉上粟起，意欲饮水，反不渴者，服文蛤散。若不差者，与五苓散"。另外，386条"霍乱，头痛，发热，身疼痛，热多欲饮水者，五苓散主之；寒多不用水者，理中丸主之"，则以"热多"和"寒多"指病偏于表和病偏于里，以示对举，表邪多用五苓散，里寒重则用理中汤或丸治疗。

九、指燥热内结

如105条"伤寒十三日，过经谵语者，以有热也，当以汤下之。若小便利者，大便当硬，而反下利，脉调和者，知医以丸药下之，非其治也。若自下利者，脉当微厥，今反和者，此为内实也，调胃承气汤主之"，从条文及所给方剂分析，本证中的"热"病机是适用于调胃承气汤治疗的，故其"热"当指邪传阳明所致燥热内结。246条"脉浮而芤，浮为阳，芤为阴，浮芤相搏，胃气生热，其阳则绝"的"胃气生热"为阳盛阴虚、胃生燥热所致。

十、指具热性

如135条"伤寒六七日，结胸热实，脉沉而紧，心下痛，按之石硬者，大陷胸汤主之"，其中的"结胸热实"指出了结胸证具有热性病的特征。同样，371条"热利下重者，白头翁汤主之"中的"热利下重"，"热"字既指出了病性属热，也指出了病邪有热。

十一、指热象之证候

如141条"寒实结胸，无热证者，与三物小陷胸汤，白散亦可服"，其中的"无热证"指证候无热象，以示与热实结胸证候鉴别。

十二、指嘈杂

如326条"厥阴之为病，消渴，气上撞心，心中疼热，饥而不欲食"，"心中疼热"指的是患者自我感觉心中灼热疼痛或即后世所称的嘈杂，这是由于肝木化火犯胃所致。

十三、热感或热气

如392条"伤寒阴阳易之为病，其人身体重，少气，少腹里急，或引阴中拘挛，热上冲胸"，其中"热上冲胸"指有热感或热气上冲心胸部位。

十四、作阳气解

如 332 条"伤寒始发热六日，厥反九日而利。凡厥利者，当不能食，今反能食者，恐为除中。食以索饼，不发热者，知胃气尚在，必愈。恐暴热来出而复去也。后日脉之，其热续在者，期之旦日夜半愈。所以然者，本发热六日，厥反九日，复发热三日，并前六日，亦为九日，与厥相应，故期之旦日夜半愈。后三日脉之而脉数，其热不罢者，此为热气有余，必发痈脓也"，本条主要讲厥热胜复过程中的除中疑似证、阳复太过证及除中证。其中的"恐暴热来出而复去也"中的"热"指的是阳气，意为"恐阳气暴出而亡脱"。"此为热气有余"的"热气"亦指阳气。

十五、关于 6 个"无大热"的词解

《伤寒论》条文中对"无大热"一词的解释诸家见仁见智。有的学者把其统一解释为"无痞满燥坚之大热"[2]，此有失偏颇。分析语义，必须坚持在其语境下分析，不同语境，其词含义不同，揭示的病机不同。如 61 条"下之后，复发汗，昼日烦躁不得眠，夜而安静，不呕不渴，无表证，脉沉微，身无大热者，干姜附子汤主之"，本条中的"无大热"指的是"身大热，反欲得衣者"的真寒假热。因为用干姜附子汤而不用四逆汤或通脉四逆汤治疗，示肾阳虚损而未甚。若身大热，则为阴盛格阳，则非本方所胜任，需要四逆汤或通脉四逆汤治疗。63 条"发汗后，不可更行桂枝汤，汗出而喘，无大热者，可与麻黄杏仁甘草石膏汤"和 162 条"下后，不可更行桂枝汤，若汗出而喘，无大热者，可与麻黄杏子甘草石膏汤"，两条的病机相同，其"无大热"，当指表邪不甚。若表邪盛，则当解表为主，兼以治里；若表邪不甚，则清里为主，兼以解表。麻黄杏仁甘草石膏汤中石膏倍麻黄，以示里重于表。"无大热"，即指表邪不甚。136 条"伤寒十余日，热结在

里，复往来寒热者，与大柴胡汤；但结胸，无大热者，此为水结在胸胁也，但头微汗出者，大陷胸汤主之"，本条中的"无大热"指的是热势不高。其意义在于与大柴胡汤证的鉴别，本证因热与水结，故热势不高，与柴胡汤证的寒热往来相比较，揭示本病的发热特点。169 条"伤寒无大热，口燥渴，心烦，背微恶寒者，白虎加人参汤主之"，本条中"无大热"，指身热不高，因为热随汗泄，故热势不高，不但热势不高，甚至出现热随汗泄而"恶寒"。269 条"伤寒六七日，无大热，其人躁烦者，此为阳去入阴故也"，本条中的"无大热"，具两层含义。其一，指表热。从第 4 条"伤寒一日，太阳受之，脉若静者，为不传；颇欲吐，若躁烦，脉数急者，为传也"的传变条件来看，则多指由太阳（为表，为阳）传入阳明（为里，为阴），亦即"阳去入阴"。其二，指代"三阳"。因为病在三阳，多热实证，发热为三阳病的特征之一，现"无大热"，暗示病将离三阳而入三阴，亦即"阳去入阴"。

综上所述，《伤寒论》中的"热"字及其相关语词在不同的语境下具有不同的含义，充分理解其含义是掌握条文精神的关键，是理解张仲景学术思想的"钥匙"。

（周小平）

参考文献

［1］王庆国. 伤寒论讲义［M］. 北京：高等教育出版社，2007：12.

［2］盛钦业，宋子云.《伤寒论》"无大热"症辨析［J］. 国医论坛，2007，22（3）：1-3.

《伤寒论》不同部位汗出机理探析

汗是人体阴阳相互作用的产物。汗的代谢对于维持人体阴阳平衡至关重要。反之，汗出异常，则反映人体内在生理异常，便形成汗证。《伤寒论》中常从不同部位异常汗出，揭示疾病发生机理。因此，总结其发生规律和辨治特点，则有助于临床汗证的辨治，下面就《伤寒论》中不同部位异常汗出规律加以探析。

一、头汗出

头汗出，指汗出部位仅限于头部者。其对头部的汗出描述有"但头汗出，余处无汗，剂颈而还""但头汗出""头微汗出""额上微汗出""额上生汗"五种。因其汗出部位不同，机理不同，分为以下几种。

1. 但头汗出，余处无汗，剂颈而还

（1）火劫热盛津伤

第111条云："太阳病中风，以火劫发汗，邪风被火热，血气流溢，失其常度。两阳相熏灼，其身发黄。阳盛则欲衄，阴虚小便难。阴阳俱虚竭，身体则枯燥。但头汗出，剂颈而还，腹满微喘，口干咽烂，或不大便，久则谵语，甚者至哕，手足躁扰，捻衣摸床，小便利者，其人可治。"本条论述太阳中风误以火劫发汗的变证及预后。太阳中风，治疗应以桂枝汤调和营卫，解肌发汗，却误用火劫强行发汗以求速愈，风为阳邪，火亦属阳，二阳相并，使其里热亢盛，迫津外出，当周身汗出，而今火邪伤津，津亏液少，不能遍布全身，故"但头汗出，剂颈而还"。

（2）湿热熏蒸

第134条云："若不结胸，但头汗出，余处无汗，剂颈而还，小便

不利，身必发黄。"此条为论下后未成结胸证，热与湿合而蕴郁成发黄的病证。太阳病误下后因热入中焦与湿邪相合，熏灼肝胆形成发黄证。热为阳邪，蒸腾于上，迫津外泄，但因热为湿遏，不能全身汗出[1]，故汗出见于纯阳之位，即"但头汗出，余处无汗，剂颈而还"。第236条云："阳明病，发热汗出者，此为热越，不能发黄也。但头汗出，身无汗，剂颈而还，小便不利，渴引水浆者，此为瘀热在里，身必发黄，茵陈蒿汤主之。"本条为辨阳明湿热蕴结在里发黄的证治。讲述了阳明病湿热相搏，热性上蒸，但因湿之黏腻纠缠而不得宣泄，湿将热裹，则"但头汗出，剂颈而还，余处无汗"，但头汗出反映了湿热交阻的病机，治宜清热利湿退黄，方用茵陈蒿汤，使胶结的湿热之邪从二便分消，热清湿祛则"但头汗出"自止。

2. 但头汗出

（1）枢机不利，水饮内结

第147条云："伤寒五六日，已发汗而复下之，胸胁满微结，小便不利，渴而不呕，但头汗出，往来寒热，心烦者，此为未解也，柴胡桂枝干姜汤主之。"本条为少阳病枢机不利兼水饮内结的证治，少阳胆气不疏，三焦水道不畅，决渎失职，水饮内停相结，阳郁不得外越，上蒸于头，则见头汗出而身无汗。治疗当和解枢机，温化水饮，方用柴胡桂枝干姜汤，使少阳枢机和畅，内停之水饮得以温化，郁阻之阳气不再上蒸津液，"但头汗出"一症自除。

（2）枢机不利，阳郁气滞

第148条云："伤寒五六日，头汗出，微恶寒，手足冷，心下满，口不欲食，大便硬，脉细者，此为阳微结，必有表，复有里也。脉沉，亦在里也。汗出为阳微，假令纯阴结，不得复有外证，悉入在里，此为半在里半在外也。脉虽沉紧，不得为少阴病。所以然者，阴不得有汗，今头汗出，故知非少阴也，可与小柴胡汤。设不了了者，得屎而解。"本条论述阳微结的脉证，其病机为阳郁气滞，少阳枢机不利，三焦气血不畅[2]。伤寒五六日，表邪逐渐由表入里，在此过程中正邪交争，阳气内郁，内有郁热熏蒸于上，故见头汗出。治疗以小柴胡汤和解枢机，宣通内外，既能透达在外表邪，又能清解在里郁热，则"头汗出"病解。

（3）阳明热盛，血热稽留

第216条云："阳明病，下血谵语者，此为热入血室，但头汗出者，刺期门，随其实而泻之，濈然汗出则愈。"其病机为阳明热盛，热入血室。其血中之热不能透发于外而熏蒸于上，则可见但头汗出。治疗上，行针刺疗法，热则泄之，使邪热随汗而快速散去，则病解。

（4）阳明误下，余邪内扰

第228条："阳明病，下之，其外有热，手足温，不结胸，心中懊侬，饥不能食，但头汗出者，栀子豉汤主之。"本条为阳明病下后余热留扰胸膈的证治。阳明病下后，余热未尽，郁热留扰胸膈，弥散在体内熏蒸而上，不能全身作汗，故见"但头汗出"。治疗用栀子豉汤，栀子苦寒，清热除烦；豆豉其性轻浮，以宣透解郁。二药配伍，清宣胸中郁热，邪去热解，则病自安也。

3. 头微汗出（表邪入里，痰水聚结）

第136条云："伤寒十余日，热结在里，复往来寒热者，与大柴胡汤。但结胸，无大热者，此为水结在胸胁也，但头微汗出者，大陷胸汤主之。"太阳病表邪化热入里，与痰水结聚于胸膈间，而成为热实结胸证[3]。因热在水中被郁遏，不能向外透越，故见但头微汗出，而周身无汗，伴有心下痛、按之石硬、脉沉紧等症。"但头微汗出"是水热结胸证的特征之一。治宜大陷胸汤泻热逐水开结，水热随泻下而去，则既无热邪上蒸，又无水邪上逆，"但头微汗出"可解。

4. 额上微汗出（阳明火劫，湿热胶结）

第200条云："阳明病，被火，额上微汗出，而小便不利者，必发黄。"本条为阳明病被火发黄证。阳明病多里热实证，在治疗上应当以清下为主，如果误用火法治疗，犯了实实之戒，火气虽微，内攻有力，导致邪热更盛，素体有湿邪，湿热相合，胶结不解，热被湿郁，不得外越，而蒸迫于上，则见"额上微汗出"而身无汗。

5. 额上生汗（阴液下竭，阳无所依）

第219条云："三阳合病，腹满身重，难以转侧，口不仁，面垢，谵语，遗尿。发汗则谵语，下之则额上生汗，手足逆冷。若自汗出者，白虎汤主之。"本条为三阳合病邪热偏重于阳明的证治及禁忌。若因腹满被误认为胃实而妄用下法，则津液下竭，阳气无以依附而上越，故额上汗出，手足逆冷。此乃在阳明里热的基础上而见的危象，暂用回阳救逆法治其标，继进甘寒救津法以理其本。

二、手足汗出

手足汗出，指汗出的部位在手和足上。其对手足汗出的描述为"手足濈然汗出""手足漐漐汗出"。

1. 手足漐漐汗出

第220条云："二阳并病，太阳证罢，但发潮热，手足漐漐汗出，大便难而谵语者，下之则愈，宜大承气汤。"本条是对二阳并病中，太阳病已罢，阳明里热已经炽盛，将成燥实内结，大便硬的辨证。阳明热盛，热结而津液已损耗，因热势蒸腾，逼津外泄，但汗源匮乏，无津供全身汗出，而仅见阳明所主之手足"漐漐汗出"。治宜用大承气汤峻下实热，荡涤燥结，热邪去，腑气通，汗出止，津液复[4]。

2. 手足濈然汗出

（1）中焦寒湿内盛，阳失固摄

第191条云："阳明病，若中寒者，不能食，小便不利，手足濈然汗出，此欲作固瘕，必大便初硬后溏。所以然者，以胃中冷，水谷不别故也。"本条为阳明中寒证。因胃阳不足，复感寒邪，中焦阳虚，寒从内生。阳明主四肢，中焦虚寒，阳不外固，中虚湿盛，外溢四末，故见手足濈然汗出，但其汗出是冷汗津津，伴有手足不温、不能食、小便不利、大便溏泄、舌淡苔白、脉缓弱或沉迟无力等症，治当温中。

（2）阳明里热炽盛

第208条云："阳明病，脉迟，虽汗出，不恶寒者，其身必重，短气腹满而喘，有潮热者，此外欲解，可攻里也。手足濈然而汗出者，此大便已硬也，大承气汤主之。"其病机为阳明热盛，壅滞于里，腑气不通，气血不畅。因四肢禀气于脾胃，肠胃燥实，邪热蒸迫，津液外泄，四肢为之外应，故可见手足濈然汗出。治宜用大承气汤，以攻下里实使热邪去，腑气通，气血津液运行通畅，则病解。

三、半身汗出（上实热，下虚寒）

半身汗出，是指汗出偏于半身，即半身有汗、半身无汗的状态。第110条云："太阳病二日，反躁，凡熨其背，而大汗出，大热入胃，胃中水竭，躁烦，必发谵语。十余日，振栗自下利者，此为欲解也。故其汗从腰以下不得汗，欲小便不得……"此条中下半身无汗是由于误用火法之后，邪热入里结聚于上，迫津外泄，则见腰以上汗出；阳气虚于下，津液不能下达，则腰以下不得汗[5]。

综上所述，可见汗出部位不同，其机理不同，不同病位汗出，病机有寒热虚实的差异，这要求我们在治疗疾病的过程中要把握疾病的发展趋势，结合汗出的部位，汗出量的多少，汗出时间及主要兼证，四诊合参，明确把握病因病机，灵活巧妙运用经方，异病同治，同病异治。

（周小平）

参考文献

[1] 李赛美，李宇航. 伤寒论讲义 [M]. 北京：人民卫生出版社，2016：98-99.

[2] 裴永清. 伤寒论临床应用五十论 [M]. 北京：学苑出版社，2009：186-187.

[3] 赵春江，蔡辉，赵凌杰.《伤寒论》辨汗 [J]. 河北中医，2013，

35（6）：922-923，937.

［4］陈保红. 张仲景《伤寒论》汗证辨析［J］. 光明中医，2009，24
（9）：1646-1647.

［5］刘渡舟. 伤寒论诠释［M］. 天津：天津科学技术出版社，1996：
54-55.

《伤寒论》证候药后汗出机理探析

《伤寒论》作为中医学四大经典之一，是一部最为切合临床实践，并且能最为有效地指导临床辨证论治的理论与实践相结合的专著，其精密而逻辑严密的辨证思维与方式，是本书特点之一。本文对各证候药后汗出情况进行归纳、分析列述于下，并加以浅谈中医对汗的认识及仲景提倡药后汗出的原则。

一、中医对汗的认识

1. 汗为阴阳作用产生

《素问·阴阳别论》曰："阳加于阴谓之汗。""阳"讲阳气，"加于"讲蒸腾气化，"阴"讲的是阴气、阴液，在阳气蒸腾气化阴气、阴液的作用下，出于体表的物质叫作汗。所以说汗是阴阳相互作用产生的物质。汗的生理作用有，通过阴阳间的相互作用可以调节体温，促进新陈代谢，保持机体阴阳平衡。如《灵枢·五癃津液别》说："天寒衣薄则腠理闭，天炅衣厚则腠理开，故汗出。"说明随着一年四季春温、夏热、秋凉、冬寒的阴阳变化，人体通过调节汗液的多少，来适应外界环境的变化，维持正常的生理功能及阴阳平衡。汗的病理有，如果人体的阴阳平衡被打破，导致阴阳失调，营卫失和，就会出现汗出异常，即是汗的病理状态。其表现有无汗、少汗、汗出过多、盗汗、自汗等。

2. 汗受营卫作用调节

营气是脾胃化生水谷精气中精专柔和，具有荣养作用的精华部分；行于脉中，为脏腑经络等生理活动提供营养物质，具有营养全身、充盛经脉和化生血液的生理功能。卫气同样来源于脾胃化生的水谷精气，是水谷精气中剽悍滑利，活力强盛，流动迅速的部分。卫气行于脉外，具有防御外邪，温养全身，调节腠理汗孔开阖的生理功能。故《灵枢·本脏》中说："卫气者，所以温分肉，充皮肤，肥腠理，司开阖者也。"另一方面，卫气功能的发挥，必赖营气为基础，故《灵枢·营卫生会》曰："营行脉中，卫行脉外，如环无端。"表明营中有卫，卫中有营；营与卫在脉道中相互渗透，相伴相随，相互转化，维持着营卫调和的状态。而腠理是营卫流通交会的场所之一，也是汗出的通道[1]。因此，营卫的运行正常与否影响腠理的开阖，调节着汗液的排泄。若营卫运行异常可使腠理开阖失司造成汗出异常。

二、仲景提倡药后汗出的原则

张仲景辨证论治谨守古训《素问·阴阳应象大论》中"治病必求于本"。《伤寒论》中论述疾病的经文大多涉及阴阳的角度，故以阴阳调和为治病目的，而以"微汗"作为起效的标准。如桂枝汤"遍身漐漐微似有汗者益佳"，大青龙汤"取微似汗"，甘草附子汤"初服得微汗则解"。可见微汗出为用药求其阴阳相合的标志，是一个非常重要的用药原则。

三、药后汗出的机理

仲景在治疗中特别善用汗法，尤以取微汗为用药法度，那么取微汗的目的和作用何在。兹就其作用机理，分别举例加以阐释。

1. 解肌祛风，发汗止汗腠理固

第12条桂枝汤证，外感风邪，风性疏泄致卫气但开不合而营阴外出以汗自出，属营卫不和证，用桂枝通卫阳以解肌，芍药敛营阴、调和营卫。方后又言服法"服已须臾，啜热稀粥一升余，以助药力，温覆令一时许，遍身漐漐微似有汗者益佳，不可令如水流离，病必不除"。由此可知，饮热稀粥，意在阳气不足者，温之以气，食入于阴，气长于阳之举。阳气得复，卫外固密，汗不复出而病愈。

2. 调和营卫，退热止汗阴阳和

第53、54条桂枝汤证，从营卫关系而论自汗之病机及其治法。营卫二气，卫在脉外，而敷布于表，司固外开阖之权；营在脉中，调和于五脏，洒陈于六腑。营卫运行不休，密切配合，功能协调，即为营卫调和。今卫气不能正常司行其开阖之权，而致营阴不能内宁，故曰"卫气不共营气谐和"，以致自汗出。而桂枝汤独擅调和营卫之功，通过发汗手段达到止汗的目的。"复发其汗"，指本有"自汗出"，又与桂枝汤，如方后言其服法以缓发其汗，使遍身絷絷微似有汗，这是在药效作用下，使营卫重新协调，荣卫相合而自汗止，热随汗解而营卫和，营卫和则阴阳相合。

3. 解表祛邪，汗出表和津液升

第14条桂枝加葛根汤证、第31条葛根汤证为太阳经气不利证治，项背强属津液不能升达，筋脉失养所致，都有"覆取微似汗"这种药后汗出病解的表现。不仅发汗解表散邪，调和营卫，而且也反映葛根生津液且能升达以滋养筋脉。第33条"太阳与阳明合病，不下利但呕者，葛根加半夏汤主之"承32条"太阳与阳明合病者，必自下利，葛根汤主之"而来，此为太阳与阳明合病呕逆证治，表闭较重，使胃中津液不能正常宣泄，或下迫为利，或上逆为呕，以葛根汤解散外感风寒，则胃肠不受其累，覆取微似汗，汗出而解，汗出不仅表明表闭得开，而且亦说明津液已升达。

4. 发汗解表，促汗达表以退邪

第35条麻黄汤证，寒邪伤于太阳，寒性凝敛故汗孔闭塞，卫阳郁滞肤表，卫阳郁则经气不利，内迫于肺则肺气不宣而喘，属太阳伤寒表实证，因此开表是泻卫阳之关键，表闭得开，卫阳得汗出而泻，故以麻黄汤"覆取微似汗"，促其汗出则表闭得开，卫阳得泻，外寒消散而愈，因其发汗之力甚峻，不须啜粥，以防汗出太过。第38条大青龙汤证[2]，其"不汗出而烦躁"属表闭太重，阳气郁而不得宣泄，扰于胸中所致，因此加重麻黄开表之力，佐以石膏制约麻黄之热，用辛透之力助麻黄达表，故以大青龙汤开表，方后注言"取微似汗，汗多者，温粉粉之"，意在解邪而不伤正，表闭得开，汗出卫伸，诸证得消。由此可见，药后取汗最主要的一个目的就是促其汗出以使在表之邪解除。

5. 助阳化气，表通汗出津液布

第71条云："若脉浮，小便不利，微热消渴者，五苓散主之。"发汗伤及三焦通调水道之功，致使水邪蓄于三焦腠理之间，形成太阳蓄水证。若水蓄于内则从小便而走，若水蓄于腠理，应从汗出，用五苓散化气行水，兼以解表。又言："多饮暖水，汗出则愈。"其意在于助药力，祛邪散水而行津液，以为药之后继。服药后若水道通调，则下窍得利，外窍得通，病邪内外分消，故曰"汗出愈"。而汗出则是阳气通达、三焦水行、小便得利的临床指征。这里的汗出助膀胱三焦的津液通达，以化气行水、通阳达表、通达内外为主，解除在表余邪为辅。此方开鬼门，洁净府，复气化，开上窍以利下窍，临床也多用于水肿的论治[3]。

6. 解少阳，汗出邪解枢机利

小柴胡汤为和解少阳第一方，服小柴胡汤发汗分别见于《伤寒论》第101条和第230条。第101条所载[4]，为"蒸蒸而振，却发热汗出而解"，这种病解的机转，称"战汗"，产生战汗的原因在于误下之后，证虽未变，但正气受挫，抗邪乏力，当此之时，服药后正气借药力之助，奋起抗邪，邪正交争剧烈则作战，正胜邪却则作汗而解。第230条云："上焦得通，津液得下，胃气因和，身濈然汗出而解。"服汤后，枢机运转，三焦宣畅，上焦气机得通，经气畅达，则胁下硬满可除；津液布达而下，胃气因而和调，则大便自下；胃气和降，则呕逆自除；里气通畅，表气亦顺，营卫津液，运行无阻，则身濈然汗出而解。

7. 和解化饮，汗出结开三焦畅

第147条柴胡桂枝干姜汤是据小柴胡汤加减化裁而来，属于柴胡汤类方。此方和解少阳，温化水饮。方后注言"初服微烦，复服汗出便愈"，"初服微烦"并非药不对证，而是痰饮郁结未消散之时，正邪相争的反应，姜桂反助其热。续服药后，少阳火郁得清，痰化饮消，郁散结开，三焦宣通，表里畅达，阳气透出于体外，溅然汗出而病解，此汗出是痰已化、结已开、郁已散、阳已通之征。

8. 温阳除湿，汗出腠密风湿去

第 175 条云："风湿相搏，骨节疼烦，掣痛不得屈伸，近之则痛剧，汗出短气，小便不利，恶风不欲去衣，或身微肿者，甘草附子汤主之。"其方后注曰"初服得微汗而解"，这是风寒湿流注关节证，风寒湿相搏于关节则骨节疼烦较甚，因此以术、附走表胜湿，正如去桂加白术汤方后注所云[4]"以附子、白术并走皮内，逐水气……"又加桂枝通阳达外，卫气得固，使周身微微得汗，故湿邪得化而病解，腠理致密而邪不存。

9. 清上温下，汗出阳越表里通

第 357 条云："伤寒六七日，大下后，寸脉沉而迟，手足厥逆，下部脉不至，咽喉不利，唾脓血，泄利不止者，为难治，麻黄升麻汤主之。"此为上热下寒，正虚阳郁证治。伤寒大下后，寒热错杂，虚实并见，表里不和，仲景以麻黄升麻汤清上温下，使里之阴阳恢复，气能由里达外，表里气和。故方后注曰："相去如饮三斗米顷令尽，汗出愈。"强调短时间内将药全部服完，意在药力集中，以达汗出而发越郁阳之目的。此汗出就是气相和、相通于表里而病愈之兆。

10. 清宣郁热，汗出热解余邪清

第 393 条云："大病差后，劳复者，枳实栀子豉汤主之。"本证系差后劳复，余热复集，郁于胸膈，气滞于脘腹，病位偏中。故方后注曰："上三味，以清浆水七升，空煮取四升，内枳实栀子，煮取二升，下豉，更煮五六沸，去滓，温分再服，覆令微似汗。"栀、豉上焦药也，复以枳实宣通中焦，因清浆水性凉善走，生津止渴，调中宣气，开胃化滞，故再用清浆水空煮，减三升，以水性熟而沉，栀、豉轻而清，不吐不下，气机舒展，三焦得畅，营卫得和，而劳复愈。可见，枳实栀子豉汤取微汗以清余热、祛余邪为目的，进而调中焦、和营卫、理

气血[5]。

综上所述，《伤寒论》中提到的服药后取微汗是药物起效的外在表现，是"病解"的指征。药后微汗出，并不是简单的表证消除，而是正气恢复、邪气排泄、气机畅通、阴阳合和的复杂过程的外在表现。因此，可知《伤寒论》在服用中药后有汗出，是达到机体的阴平阳秘、营卫调和、气机调畅等状态以逐邪外出的，药后汗出是其邪去正安、阴阳调和的反应。

（焦翠琴，周小平）

参考文献

[1] 吕志平，董尚朴. 中医基础理论 [M]. 北京：科学出版社，2013：63-64.

[2] 蔡志敏，田苑，秦玉龙.《伤寒论》药后汗出规律初探 [J]. 四川中医，2015，33（9）：13-14.

[3] 赵春江，蔡辉，赵凌杰.《伤寒论》辨汗 [J]. 河北中医，2013，35（6）：922-923.

[4] 李赛美，李宇航. 伤寒论讲义 [M]. 北京：人民卫生出版社，2016：124-125.

[5] 程贤文，倪伟，施维群.《黄帝内经》及《伤寒论》辨治难治性失眠方证探究 [J]. 陕西中医学院学报，2015，38（6）：127-129.

厥阴病探析

《伤寒论》厥阴病篇条文繁杂，后世对厥阴病亦说法不一，争议颇多。明代王肯堂《证治准绳》提到："凡阳明、少阳之病，皆自太阳传来，故诸阳证不称名者，皆入其篇。厥阴为三阴之尾，凡太阴、少阴之病皆至厥阴传极，故诸阴证不称名者，皆入其篇。后人不悟是理，遂皆谓太阳篇诸证不称名者亦属太阳，而乱太阳病之真，厥阴篇诸证不称名者亦属厥阴，而乱厥阴病之真，为大失仲景之法也。"王氏用传经观点阐释厥阴篇发病，提出诸阴证不称名者皆入厥阴篇。此外，陆渊雷《伤寒论今释》亦云："伤寒厥阴篇竟是千古疑案，篇中明称厥阴病者仅四条，除首条提纲有证候外，余三条文略而理不清，无可研索。"又有"乃不得不出于凑合"之描述，导致不少医家认为厥阴病篇条文为杂凑成章，诚为千古之疑案。

我们通过文献回顾及临床研究，认为《伤寒论》厥阴病篇病证虽多而不乱，杂而有章，均与病证传变及厥阴肝气机疏泄失调相关，并非杂凑成章，以下作以探讨。

一、厥阴病病机

厥阴病为六经病证传变之末期，其形成一则是肝失疏泄，外邪直中厥阴；二则是他经发病失治误治，邪气内陷，损其厥阴之气，转属厥阴。《素问·至真要大论》云："帝曰：厥阴，何也？岐伯曰：两阴交尽也。"即"厥"作尽、极解。《素问·阴阳类论》谓："一阴至绝作朔晦。"其中阳生为朔，阴尽为晦，指明厥阴为阴尽阳生之时、阴阳气机逆乱之证。

肝主疏泄。疏，《说文解字》释为"通"，即疏导、开通之义；

泄，有发泄、发散之义，即肝具有疏通、调畅全身气机，使之通而不滞、散而不郁的作用。主疏泄是肝之重要生理功能，其作用涉及一身气化。

1. 鼓舞脏腑气化，调畅一身气机

肝气疏泄，有利于一身气机的疏通、畅达、升发。《医塘医话》曰："不知肝木属春，生生之气，如无此气，人何以生？"肝气疏泄，则脾气能升，胃气始降，纳化正常；肝主气，心主血，肝为心母，肝气舒发，则心脉畅行，是气为血帅而能畅血行。《医话拾零》曰："为肝气能上达，故能助心气之宣通；为肝气能下达，故能助肾气之疏泄。"若肝气郁而不疏，则脏腑气化为之不振，气血因而不畅，郁滞为病。

2. 畅利血脉

肝主藏血，人身之血昼行于阳而滋脏腑百骸，至夜则归藏于肝。《素问·五脏生成》曰："故人卧血归于肝，肝受血而能视，足受血而能步，掌受血而能握，指受血而能摄。"血藏于肝而复泄之，全赖肝气之疏泄。《血证论》曰："以肝属木，木气冲和调达，不致遏郁，则血脉通畅。"

3. 助脾胃纳化水谷

胃受纳腐熟与脾转输精气的功能，赖肝气之疏泄。《血证论》曰："木之性主于疏泄，食气入胃，全赖肝木之气以疏泄之，而水谷乃化，设肝之清阳不升，则不能疏泄水谷，渗泄中满之证，在所不免。"

4. 促进二便排泄

肝气条达可促进二便排泄。二便包括水谷糟粕及五脏浊气，贮于大肠、膀胱，其排便之时，一由肾之气化管司，一赖肝气疏泄助肠道蠕动。若肝失疏达而郁滞不畅，则大肠传导不利为便秘；肝气乘脾，木旺犯土，痛即欲泻；肝气郁结，气化不利，则小便癃闭不通，或淋沥不已。《医学求是》曰："夫肝为风木之脏，郁而疏泄于下则在二便。"

5. 疏通三焦水道

体内水液运化输布以三焦为通路，赖肺脾肾气化而成。肝气可通

利三焦而疏通水道，与水液代谢密切相关。肝失疏泄，气化不行，水道失于通利，则水泛为肿，津凝成痰，小便或癃或淋。

因此，肝主疏泄具有多方面的生理效能，其病理变化亦十分复杂，诚如《羯塘医话》所云："肝为五脏之长，而属木，一有病则先克脾胃之土，脾胃受克，无所生施，而诸经之病蜂起矣。约略数之，则有胸腹胀满，左胁牵痛，上连头顶、眉棱等处，易惊易怒，烦躁不寐，寒热往来，晡后潮热，喘促烦渴，干咳痰嗽，吞酸呕吐，小便淋闭，大便或硬或溏而泻，吐血遗精，腰膝酸痛，皮毛洒淅，肌肤枯瘦，筋骨拘挛各症，分属十二经，而一一皆系肝气之所变化。"

清代刘鸿恩《医门八法》中亦指出"肝气痛……至于克制脾土，使饥不得食，食不得化；渴不能饮，饮不能消，以致诸症丛生"，"肝为五脏之贼"，"肝气动，而各经之气随之；外而肢体，内而脏腑，全无静谧之区矣"。

故此说，厥阴篇主要论述了厥阴病气机疏泄失常所形成的诸病证，包括本证以及肝失疏泄所致之"上热下寒""厥""呕""利"等证候，皆为厥阴病，而非杂凑成章。

二、厥阴病病证

厥阴篇厥阴病主要包括反映厥阴阴尽阳生、阴阳转化失常的厥阴寒热错杂证，肝经湿热下注的厥阴热利证，血虚寒凝致厥的厥阴寒证，肝寒犯胃、寒浊上逆的厥阴寒呕证，以及正邪相争、阴阳消长的厥热胜复证。

1. 厥阴篇提纲所论上热下寒之消渴证

厥阴肝失条达，木郁化热，乘犯脾胃，则出现"气上撞心，心中疼热，饥而不欲食"等胃气上逆，胆汁、胃酸反流之症。

2. 厥阴寒热错杂证

本证主要反映厥阴病阴尽阳生，阴阳转化失常的寒热错杂的病机特点，乌梅丸不仅可用于治疗上焦有热、脾虚肠寒、蛔虫内扰的蛔厥证，亦可用于厥阴病阴阳失调、木火内炽的寒热错杂证。胃热脾寒，寒热格拒所致厥阴寒热错杂证用干姜黄芩黄连人参汤苦寒泄降，辛温通阳。

3. 厥阴热利证

肝失疏泄，湿热下迫大肠，损伤肠络所致下利脓血，赤白相兼，里急后重的厥阴热利证，治以白头翁汤清肝泄热，解毒止利。

4. 厥阴寒证

本证反映肝血不足，阴寒凝滞所致手足厥寒之厥阴寒证，治以当归四逆汤养血散寒，温经通脉；厥阴寒呕证则是肝寒犯胃，胃寒生浊，浊阴上逆而见"干呕吐涎沫"，寒凝肝脉，厥阴肝经寒气上逆，气血不通发为巅顶痛，此即厥阴寒呕证，治以吴茱萸汤温中益气，升阳散寒。

5. 厥热胜复证

此外厥逆与发热交替出现的厥热胜复证是由于厥阴病发病过程中正邪交争，阴阳消长所致，阴胜病进则厥逆，阳胜病退则发热，以此判断病势之进退，疾病之预后。

由此可见厥阴病篇反映了厥阴肝经气化失常，肝失疏泄，肝脏气血运化不畅的病理特点。此即厥阴篇乃厥阴病的力证。

三、小结

伤寒厥阴篇论述了厥阴病的提纲证、本证等病的脉证并治，并非杂凑成章，我们认为厥阴篇皆为厥阴病更为合理。无论是两阴交尽，阴尽阳生，阴阳转化失常致寒热错杂、上热下寒消渴证，还是肝经气化失常，肝失疏泄，横逆犯胃，下迫大肠发为厥阴病，甚或是邪气内陷，失治误治所致厥阴病类似证，本质上皆为厥阴病。临床中论治厥阴病需辨清其病证病机及其类证鉴别。例如临床常见的肢体关节病变、部分风湿免疫疾病、周围血管综合征、脉管炎、雷诺病、代谢综合征等，均属于厥阴病的范畴，选用当归桂枝汤治疗，均具有很好的疗效[1]。

（兰苗苗，李卫强）

参考文献：

[1] 燕茹，马文辉. 试论刘绍武对《伤寒论》厥阴病的辨析 [J]. 山西中医，2013，29（7）：43-44.

论《伤寒论》保胃气思想

《伤寒论》中自始至终贯穿的"保胃气"的临床治疗思想来源于《内经》,《内经》首先提出胃气的多重含义,进而提出"保胃气"的重要意义。《内经》指出胃气有两方面的内涵:一是指人体正气。百体皆受气于胃,故胃和则身和,汗出而病解[1];二是指脾胃的消化吸收功能及其气机变化。胃主受纳、脾主运化,脾胃同属后天之本,气血生化之源。人生长发育的整个过程皆依赖脾胃所化生的气血精微营养全身;同时,脾胃同居于中州,为人体气机升降之枢纽,脾主升清,胃主降浊,脾升则精微营养心肺,输布全身,下达肝肾,胃降则糟粕下行排出体外,形成一个气机升降的整体[2]。

《灵枢·五味》指出:"胃者,五脏六腑之海也,水谷皆入于胃,五脏六腑皆禀气于胃。"又《素问·玉机真脏论》言:"五脏者皆禀气于胃,胃者五脏之本也。"指出了五脏六腑皆赖胃气。南宋医家李东垣撰写《脾胃论》并提出"人以胃气为本""百病皆由脾胃而生也",创立了升发脾阳之说,形成了较为完整的脾胃学说。叶天士提出滋养胃阴,使脾胃学说得到进一步发展[3]。《伤寒论》开保胃气先河,此书在各个环节都体现了保胃气的思想,本文归纳为以下四个方面。

一、扶正尤重建胃气

《素问遗篇·刺法论》云:"正气存内,邪不可干。"通过扶正以增强正气从而促进抗邪和祛邪之功。《伤寒论》在扶正气时注重建补胃气,体现这一思想的方剂主要有理中汤、吴茱萸汤和四逆汤等。

太阴病提纲273条曰:"腹满而吐,食不下,自利益甚,时腹自痛。"此乃邪入三阴,脾阳虚弱,运化失职,寒湿滞留,升降紊乱所致。脾胃为人体气机升降之枢纽，由于中阳不足，升降失职，中气下陷，浊阴上逆而见呕吐自利。时腹自痛乃因中焦阳虚，寒凝气滞，或寒湿内阻，气机阻滞所致。治以温中散寒，补脾益胃为主，方选理中汤。此汤中干姜大辛大热，温脾散寒，扶阳抑阴，人参补气健脾，两者合用以扶脾胃正气，配白术燥湿健脾，炙甘草补中，以增强胃气。

《伤寒论》中体现异病同治的典型方证是吴茱萸汤。243条阳明中寒，浊阴上逆的"食谷欲呕"证，309条少阴阴盛阳虚，浊阴犯胃的"吐利，手足逆冷，烦躁欲死"证以及378条厥阴肝寒犯胃，浊阴上逆的"干呕吐涎沫，头痛"证，三者的证候表现虽异，但其病机皆为胃阳不足，浊阴上逆，因此共同选用吴茱萸汤温阳散寒降浊，方中以吴茱萸温胃暖肝散阴寒之邪，下气降浊止呕，佐姜枣助温降而和诸药，配人参补虚扶正，共奏温胃化浊之功。

因太阳病误治损伤脾阳，运化失职，水湿内停，阻碍气机所致的"心下逆满，气上冲胸，起则头眩"（67条）证以苓桂术甘汤温阳健脾，利水降冲。若病邪进一步虚及肾阳，则可见"身瞤动，振振欲擗地"（82条）的下焦阳虚水气不化证，又以真武汤温肾阳、暖脾土、散水气。《伤寒论》112方中的很多方都用了甘草、生姜、大枣、粳米等补脾益胃的药食通用之品，充分体现了仲景养胃扶正祛邪的思想[4]。

二、祛邪不忘保胃气

《医宗必读》云："谷之于胃，洒陈于六腑而气至，和调于五脏而血生，而人资之以为生也，故曰后天之本在脾。"脾胃为后天之本，气血生化之源，不仅机体的精微糟粕之物有赖脾胃的生化，而且治疗疾病的很多药物需中焦受气取汁以发挥疗效，所以仲景在《伤寒论》中除对脾胃虚弱者直接采用理中、建中、四逆辈温补外，即使在病机发展到以邪盛为主要矛盾采用祛邪法时，也时时以顾护脾胃为第一要旨[5]，如麻黄汤、白虎汤和十枣汤等的运用。

176条曰："伤寒，脉浮滑，此以表有热，里有寒，白虎汤主之。"

伤寒泛指外感病，脉浮滑者，浮主热盛于外，滑主热炽于里，故其证当为胃热弥漫，邪热充斥内外，表里俱热。以方测证，白虎汤为辛寒重剂，故当用于热盛弥漫之证，若非邪热充斥，表里俱热，恐不得妄投。仲景在组方时，一方面以辛甘大寒又善清热的石膏和苦寒而润又长于泻火滋燥的知母相配伍以清阳明独盛之热而保胃津，通过保胃津而使病情不致发展到阳明腑实的程度；一方面又以粳米、炙甘草益气和中，免石膏、知母寒凉伤胃之弊，从而起到顾护脾胃的作用。

《本草汇言》云："盖仲景方用峻药，必配和胃之品，以监制之。"如论中152条的十枣汤证。十枣汤为峻下逐水之剂，方中使用了善行经隧之水湿的甘遂，善泄脏腑之水湿的大戟，善消胸胁中痰水的芫花，三药合用，药性峻烈，逐饮之力甚猛，可驱使水饮从二便而去。但此三药俱有毒性，用之往往损伤正气，因此为避免服药后出现胃中津液被劫而口干舌燥甚或中毒之虞而将三药分别研粉，后用肥大枣十枚煎汤送服，并且若服后得快利者，令患者喝糜粥自养，以补养正气，顾护胃气，缓和峻药之毒，使痰水去而不伤津液，可见仲景慎保中州之苦心[5]。

三、调养之中护胃气

《伤寒论》除了在理法方药方面顾护胃气，在护理调养方面也重视顾护胃气。其主要目的在于充分发挥药效和促进胃气恢复，如服用桂枝汤、理中汤后的饮热粥，服十枣汤后的啜粥自养以及一些服药后的禁忌都是以顾护胃气为本[6]。

桂枝汤乃仲景群方之冠，在该方基础上，张仲景详细介绍了服药后的调养护理方法和饮食禁忌等，皆体现了仲景以胃气为本，重视顾护胃气的精神。在桂枝汤服法中，明确提出服药后，"啜热稀粥一升余，以助药力"。置米于釜，煮之使糜烂者谓之粥，米粥性味甘平，具有止烦止渴，濡养脾胃之效，更有利于脾胃虚弱者的消化吸收。服药须臾，啜热稀粥一碗，既可借谷气以充汗源，又可借热力以鼓舞卫气，使汗出表和，祛邪而不伤正。同时，"禁生冷、黏滑、肉面、五辛、酒酪、臭恶等物"，体现了服药期间饮食禁忌中的"保胃气"思想。五辛在《本草纲目》中指小蒜、大蒜、韭、芸苔、胡荽五物，此处主要说明勿食香窜刺激的食物，辛香之物入于胃中，走窜刺激胃络；酒酪乃二物，酒和乳制品[7]。这些物质均有碍胃气的生成和运行，导致脾胃虚弱，邪凑虚处，疾病传里，且不利外邪祛除。此外，告诫服药后必须把握汗出度，"遍身漐漐微似有汗者益佳，不可令如水流漓，病必不除。若一服汗出病差，停后服，不必尽剂[8]"，充分反映了中病即止，不可过汗，保胃存津的重要思想。

《伤寒论》在方药服用后的护理调养中，有很多体现顾护胃气的例证。如服理中汤后"饮热粥"有助于中阳的恢复；服十枣汤后"糜粥自养"是为防止峻药的毒性伤胃而补正护胃；三承气汤后有"得下，余勿服"，或"若更衣者，勿服之""一服利止后服"等，皆意在防苦寒攻下太过，以损伤脾胃正气。

四、预后判断察胃气

仲景除了通过脾胃的盛衰别证候、定治则、制方药，还通过审察脾胃之强弱虚实判断预后吉凶，脾胃由衰而盛则正气复，病可向愈；由衰而败则正气随之衰败，预后多危。如论中 332 条曰："伤寒始发热六日，厥反九日而利。凡厥利者，当不能食，今反能食者，恐为除中。食以索饼，不发热者，知胃气尚在，必愈。"此为病至厥阴，为六经传变的最后危重阶段，但邪气相争的成败关键取决于胃气的存亡。厥利属阴盛阳衰，故当不能食，今反能食，则有两种可能：一是阳复阴退，胃阳恢复；一是胃气垂绝，除中危候。此时，可采用喂食索饼的方法加以试探，食后不发热或仅有微热，表明胃气尚在，病有向愈之机，故曰"必愈"；若食后突然发热，然又马上消失，犹如"回光返照"，乃将绝之胃阳完全发露于外，此名除中证，表明胃气伤败，故成必死之局。此即汪苓友所云："除中者，胃中无根之阳气所余无几，将欲尽而求救于食，古云必死。"

一般来说，胃气正常，有助于用药祛邪；胃气虚弱，则药不行、病难愈。只有机体有效吸收利用药物，才可真正发挥其治疗作用，所以在处方用药时常须使用健脾和胃之品以调补胃气从而促使药物充分发挥作用，这正是《伤寒论》中多处使用生姜、甘草、大枣的临床意义。《伤寒论》中的保胃气思想对后世影响深远，并提示我们，胃气在人生长发育过程中具有很重要的作用，其强弱会直接影响并决定机体气血津液等基本物质的化生是否充足，机体体质的好坏以及正气的强弱。胃气充盛，则气血津液化生充足，脏腑组织滋养充分，使正气充沛，健康得以恢复，故调养胃气和顾护胃气是治病防病、养生康复的重要原则。所以，在临床诊断、治疗、用药以及调护的各个环节中都要注意勿损胃气，生胃气、养胃气才是真正领会仲景的保胃气思想。

（黄晓芬）

参考文献

[1] 方有执. 伤寒论条辨［M］. 太原：山西科学技术出版社，2009：99.

[2] 何新慧.《伤寒论》"保胃气"思想源流探析［J］. 吉林中医药，2010，30（5）：452-454.

[3] 孙敬青. 浅谈《伤寒论》中保胃气原则的应用［C］. 全国经方论坛论文集，2011：155.

[4] 刘玉三. 论《伤寒论》的保胃气思想及其临床意义［J］. 新中医，2010，42（8）：8-9.

[5] 王玉. 浅谈仲景的脾胃学术思想［J］. 中西医结合研究，2009，1（2）：108-109.

[6] 杨艳，杜平. 张仲景的脾胃观［J］. 云南中医药杂志，2009，30

（2）：79-80.

［7］韩志毅，董正华. 从桂枝汤及方后将息法谈《伤寒论》的保胃气思想［J］. 河南中医，2010，30（9）：837-838.

［8］王庆国. 伤寒论讲义［M］. 北京：高等教育出版社，2007：20.

《伤寒论》护阴液思想

护阴液的思想贯穿于《伤寒论》，是由清代伤寒大家陈修园整理并提出的，其在《长沙方歌括》卷首"劝读十则"中强调《伤寒论》治疗原则是"存津液"，劝告后世医家治疗伤寒，不要耗竭津液[1]。清·吴瑭在《温病条辨》中所言："伤寒一书始终以救阳气为主……本论始终以救阴精为主。"纵观《伤寒论》全书，可知存津液既是阴阳自和之前提，又可截断疾病之传变。如论中58条总括曰："凡病，若发汗，若吐，若下，若亡血，亡津液，阴阳自和者，必自愈。"

阴精是化气的源泉，是生血的前身，为饮食水谷所化，是人体赖以生存的物质基础，可营养润泽肌体各组织器官，调节整体阴阳平衡，维持人体生命的正常活动。阴液在人体占据着重要的地位，顾护阴液可使阴阳自和，同时，通过阴液的盛衰可判断疾病的预后，通过阴液的伤存可以评估疾病的发生发展和转归。若阴液充沛，精气旺盛，抗邪力强，则不易致病，或虽感受邪气而发病亦较轻；反之，易感邪气且发病较重。即古人所云："留得一份津液，便有一分生机。"

护阴液并不是单纯的顾护阴液，它是生津、益阴和养血的总称，其目的主要是使机体化生阴液的源泉得以维护，避免体内阴液的消耗及通过各种途径使损耗的阴液得以补充[2]。在《伤寒论》中，护阴液与扶阳气、保胃气一样，在临床诊断治疗中发挥着同等重要的指导意义。

一、法中护阴

阳明热证中热在中焦，胃热弥漫的治疗，就体现了仲景法中护阴的治疗方法。篇中白虎汤证，病机总归阳明邪热充斥内外，表里俱热，耗伤阴津，而出现阳明四大症，即身大热、口大渴、汗大出、脉洪大。此乃无形实热弥漫阳明，治疗若发散则更伤阴津，若攻之则邪气内陷，病情加重，故投辛寒重剂之白虎汤以清热生津。《医宗金鉴》认为其于"大清胃热"中"急救津液以存其阴"[3]。此方中石膏辛甘大寒，善清阳明散漫之热；知母苦寒而润，善泻火滋燥以补充肺胃不足之液，佐炙甘草和粳米益胃家之气，补后天而滋化源。四药合用，煮汤入胃，直折其热，使邪热得以消去，津液得以保存。

乌梅丸为治疗厥阴病的正治之方，因重用乌梅，取其酸味，益阴柔肝，并佐当归、人参和白蜜养血益气，滋补阴液，以阴柔之品制约辛燥，共奏滋阴清热、缓他药苦燥之功。《伤寒论》中第310条曰："少阴病，下利咽痛，胸满心烦，猪肤汤主之。"此乃少阴邪从热化，热迫下利，耗伤阴液，而出现虚火上炎，心肺受灼，故以猪肤汤滋肾润肺，和中止利。方中猪肤甘润微寒、滋阴润燥，白蜜甘寒滋阴，两者合用可养心肺肾之阴，白米粉甘淡平以养脾阴。正如喻嘉言所言："阴竭者，用猪肤润燥。"此外，《伤寒论》中对于淋家、疮家、衄家、亡血家、汗家、咽喉干燥等麻黄汤的禁忌证提出"不可发汗"之戒，就是为了保存阴液，防止后世滥用汗法，重伤阴液。

二、直接养阴

《伤寒论》第29条"若厥愈足温者，更作芍药甘草汤与之，其脚即伸"，此为阴液不足，筋脉失养而出现脚挛急或筋脉挛急，因此用益阴缓急的芍药甘草汤以酸甘化阴，滋肝阴而养筋脉。方中芍药酸苦，养血敛阴，柔肝止痛；炙甘草甘温，补中缓急；二药合用，酸甘化阴，滋阴养血，缓急止痛。故阴液得复，筋脉得养，脚挛急自伸。外感热病发展到一定阶段，可出现热盛阴伤。鉴于此，应泄热与滋阴并用，泄热使阴液不再因热邪煎熬而继续消耗；救阴既可制约阳热之性，又能补充已损阴液，以防阴液耗竭[4]。《伤寒论》中第303条："少阴病，得之二三日以上，心中烦，不得卧，黄连阿胶汤主之。"此乃少阴邪从热化，心肾不交，水火失济，故用黄连阿胶汤泄热滋阴。方中黄连、黄芩直折心火，以除炎上之热；用阿胶、鸡子黄、芍药大补肾阴；诸药合用，滋肾水而降心火，心肾交通，水火既济，阴阳平衡，神明自安而诸证自除。

此外，益阴养血的炙甘草汤，用生地黄、阿胶、麻仁补心血不足；滋阴利水的猪苓汤，旨在育阴利水。如此等等，均是这一治疗方法的体现。

三、间接养阴

阴液来源于脾胃所生的水谷精微，如《本草汇言》曾指出"仲景方用峻药，必配和胃之品以监制之"，故仲景在治疗时多用甘草、大枣、生姜以调补中州，顾护阴液。如十枣汤中甘遂、大戟、芫花辛苦、性寒、有毒，药性峻烈，逐饮之力甚猛，然峻下易伤胃气，故选用肥壮之大枣为君，煎汤调服，缓其毒，此乃补益脾胃，滋补中宫，顾护阴液之举。

"气能生津，津能载气"，据气与津的这种关系而利用益气生津的方法以护阴液。《伤寒论》中多方选用大补元气之人参以生津补液，如白虎加人参汤、四逆加人参汤等。白虎加人参汤中人参甘温，大补元气，元气足则生机蓬勃，津液源源生化而来，气阴亏耗之证自除[5]。白虎加人参汤在《伤寒论》中多处可见，用于治疗阳明热盛，气津两伤，或因误治而使表邪入里化热，津气受损者。用白虎汤大清其阳明之热，加人参益气生津，救补阴液，阴液充盛，诸症自除。

《伤寒论》第252条"伤寒六七日，目中不了了，睛不和，无表里证，大便难，身微热者，此为实也，急下之，宜大承气汤"，第253条"阳明病，发热汗多者，急下之，宜大承气汤"，以及第254条"发热不解，腹满痛者，急下之，宜大承气汤"，三条文皆属热入阳明、灼津耗液、真阴欲竭的危重证候，被称为阳明三急下证，当急下存阴，防止真阴欲竭。因为三证均为里有燥热，故用大承气汤釜底抽薪，急下阳明燥实，泄阳救阴，以存津液，顾护阴液，截断其热极生风之险恶证候。

曾修平等[6]认为可通过温阳存阴的方法达到护阴液的目的。《伤寒论》中第390条言："吐已下断，汗出而厥，四肢拘急不解，脉微欲绝者，通脉四逆加猪胆汁汤主之。"此为霍乱吐利而致阳亡阴竭的危候，阳亡液竭，水谷津液枯涸，无物可吐，无物可利，阳亡欲脱，温煦失常，汗出而厥，其证最属危笃，阴阳离决之甚虞。病致如此，非大辛大热之剂不足以回阳救逆，然冒昧用之，恐有损阴，又恐躁动浮阳，故用通脉四逆加猪胆汁汤回阳救阴通脉，体现出温阳存阴法，调节人体气化功能，促进阴液的生化。

四、预护阴津

桂枝汤作为《伤寒论》群方之首，重视保胃气。承气汤方中"若更衣者，勿服之""一服利，止后服"等，皆意在防苦寒攻下太过，以损伤阴液。再如《伤寒论》第59条："大下之后，复发汗，小便不利者，亡津液故也。勿治之，得小便利，必自愈。"汗、吐、下及利小便之法本为《伤寒论》常用的祛邪之法，然用之不当，则不仅邪气不去，还会损伤正气。此条文就为大下之后，复发汗，致使津液重亡而又现小便不利，因此需待津液回复，化源充沛，阴阳自和，其病自愈，可以通过"糜粥自养"，饮食调补和休息疗养使津液回复。

《伤寒论》中的护阴液思想对后世影响深远，并提示我们，阴液在人生长发育过程中具有很重要的作用，其盛衰会影响并决定疾病的转归和预后，机体体质的好坏以及正气的强弱。阴液充足，脏腑组织滋养充分，使正气充沛，健康得以恢复，故顾护阴液是治病防病、养生康复的重要原则。所以，在临床诊断、治疗、用药以及调护的各个环节中都要注意勿伤阴液。

（黄晓芬）

参考文献

［1］李维林，刘维.再论仲景"存津液"思想［J］.吉林中医药，2013，33（6）：541-542.

［2］胡剑春，庞新国，卓启忠.《金匮要略》中的护阴思想［J］.山东中医杂志，1997，16（12）：535-536.

［3］刘芳荣.《伤寒论》存津保阴初探［J］.天津中医，1995，2（5）：30-31.

［4］王宝家，陈禹霖，屈杰，等.《伤寒论》方中"存阴液"思想应用举隅［J］.亚太传统医药，2015，11（16）：73-74.

［5］刘肖，赵达安.张仲景重视"存阴液"的意义探析［J］.内蒙古中医药，2010，29（13）：109.

［6］曾修平，马建立.《伤寒论》"存阴液"急症应用析微［J］.中国中医急症，2009，18（3）：430.

《伤寒论》第163条探讨

《伤寒论》第163条云："太阳病，外证未除而数下之，遂协热而利。利下不止，心下痞硬，表里不解者，桂枝人参汤主之。"历代注家及教科书对此条训释基本一致，即认为，本条乃太阳病误下所致表证未解，复兼太阴虚寒，下利之表里两寒证。方用桂枝人参汤，其中以理中汤（亦名人参汤）温补中气以止利，加桂枝以解太阳在表之邪，诸药共奏温中解表、表里同治之功。我们认为，本条原为表里同病，误下所致表证犹存，而以中阳受挫、运化失职、清浊不分之虚寒"利下不止、心下痞硬"为急为重，治当先里后表为务，故药用桂枝人参汤，重在温中止利，通阳散结。方中之桂枝并非为解表而设。兹愿详陈刍荛之言，就正于方家。

一、第163条析义

《伤寒论》第90条曰："本发汗，而复下之，此为逆也。若先发汗，治不为逆。本先下之，而反汗之，为逆。若先下之，治不为逆。"指出辨治表里同病，当汗下先后有序。一般而论，先表后里，若里证急重，当先里而后表，此为仲圣治疗表里同病之准则。仲圣唯恐后人不明先里后表之奥旨，又设第91条以示范，原文云："伤寒，医下之，续得下利清谷不止，身疼痛者，急当救里；后身疼痛，清便自调者，急当救表。救里宜四逆汤，救表宜桂枝汤。"强调表里同病，医先攻其里，阳气衰微，阴寒内盛而致"下利清谷不止"，虽身疼痛之表证仍在，亦当急以四逆汤回阳救逆。俟阳回利止，二便复常，则复议解表亦不为迟。可见先里后表的关键在于里危势急，其审证利不止则阴随气竭，有阴阳两亡之危候，当急回阳摄阴。条文前后对勘，则不难发现 163 条所叙证类同 91 条，均为误下所致阳虚伤重、升降失司之虚寒下利，复兼表邪仍在的表里同病。两条均有利下不止、阴津耗亡、阴阳俱竭之虞，值此生死存亡之际，温补阳气、摄阴止利犹恐不及，何有闲暇兼顾及表？两条所不同者，91 条脾肾阳气受挫为甚，阳微阴凌，阳不摄阴，则见"下利清谷不止"，163 条脾阳偏伤、运化失同、寒湿蕴中、气机阻滞，故见"利下不止，心下痞硬"。前者治当回阳救逆，摄阴止利为急务，后者法应温中止利、通阳散结为大要。

历代注家之所以训此条为表里同治，桂枝人参汤为温中解表之剂，其原因不外两点：一则此条行文为"外证未除……表里不解者，桂枝人参汤主之"，句意连贯，承上启下，似无明指表里先后次序；二则桂枝人参汤实为理中汤加桂枝而成，药用理中汤温中运脾、升阳止利不言而喻，方加桂枝一味除表而外，似无着落，因之训为解表。此释未明仲景奥旨，机械牵强，有悖原意。仲圣行文运笔，简捷明快，或倒装，或避复，或比喻，或错综，或互备，或省文等，笔法奇特，刻意修辞，可谓医文并茂，美不胜收。此条未示"急当救里，救里者宜桂枝人参汤"字句，显为省文之笔，因 91 条早有明训，表里同病，利下不止，里急势危则以急救其里为准绳。163 条与 91 条证情雷同，未示治则而直述其方，实有详前略后，免于烦琐之意。亦乃惜墨如金，运用省文、避复、刻意求工之妙。药用桂枝一味则深有可究，《伤寒论》方用桂枝者多，以桂枝解表者少。举凡一见桂枝即以为解表，实为大谬，桂枝功擅温通甘补、平冲降逆、辛散通络、行滞化瘀，不独解肌祛风、辛散表寒之一途。如配炙甘草以温补心阳，伍麻黄峻汗发表，合芍药善调营卫。桂枝加桂汤用之平冲降逆，苓桂类方以之通阳化气，桃核承气汤伍之化瘀行血，桂枝加芍药汤配之辛散通络等，而况《伤寒论》中的单味桂枝解表者少见。163 条有"心下痞硬"一症，乃中阳虚陷，运化失司，寒湿蕴中，气机阻滞所为，理当以理中汤温中健脾为主，加桂枝意在通阳散结以除"心下痞硬"。此种辨证精细入微，有用药独具匠心之妙，堪为后世之楷模。

二、体会

《伤寒论》中表里同治之方证亦为数不少，诸如大青龙汤、五苓散等。纵观表里同治诸证，无不以表急里危、表里并重为前提，如大青龙汤证为风寒闭表、营卫闭塞、阳郁化热而见不汗出而烦躁、身热憎寒、周身疼痛，脉浮而紧。五苓散证乃风寒外束、循经入腑、膀胱气化失司、津液等失布而致发热恶寒、消渴、小便不利、脉浮。大青龙汤证当外散风寒、内清里热，五苓散应外疏表邪，内利水气。两者均以表里同治为大法，其中解表均以汗出为度。如大青龙汤方后有"取微似汗"，五苓散方后嘱"多饮暖水，汗出愈"。此与桂枝汤方后注取汗法度意义一致。实寓即使表里同治，解表亦当取汗的重要原则。此中理趣、发人深省。然桂枝人参汤方后有取汗云云，是否为方中桂枝，不为解表之又一佐证？实有必要深究之，限于篇幅，不复专此探讨。

（贾孟辉）

《伤寒论》用清酒源流考释

《伤寒论》第177条炙甘草汤及第352条当归四逆加吴茱萸生姜汤，其方后注中均有加"清酒"数升与水数升共煮之示。历代医家对此皆从通经络、和气血、散寒凝之意作训，而对"清酒"的药用源流以及仲景方用"清酒"且用量较大之意，均未有考释，每使后学者不能心领神会，临证不知所从。鉴于此，我们不揣愚陋，考辨凡三，以为："清酒"早盛产于西周，因其色赤质清似血，西周时即专用于祭祀考庙，此亦西周礼乐制和儒学忠孝思想的体现。"清酒"功擅通经温阳，补益心肝，尤以色赤入血而功善行血养血，仲景方中大剂量之用亦无外乎证涉心主血、肝藏血，旨在行血养血，补益心肝之深意，且"清酒"属低度温和之酒，性虽辛温而不烈，故大剂量辨证之用决然无患，兹详论于此。

一、清酒源流

众所周知，西周是一个礼乐制度森严的王朝。《周礼·天官》曰："一曰泛齐，二曰醴齐，三曰盎齐，四曰缇齐，五曰沉齐。"郑玄注曰："泛者，成而滓浮泛泛然，今宜成醪矣。""醴者，成而汁滓相将，如今之恬酒矣。""盎犹翁也，成而翁翁然葱白色，如今之酇白矣。""缇者，成而红赤，如今之下酒矣。"陆德明释："下酒谓曹床下酒，其色红赤，故以缇名。"又云："沉者，成而滓沉，如今之造清矣。"可见"五齐"有清浊之分，泛齐、醴齐为浊；盎齐、缇齐、沉齐为清。所谓"三酒"，"一曰事酒，二曰昔酒，三曰清酒"。郑玄注曰，事酒乃"有事而饮也"，"有事而饮者谓于祭祀之时，乃至卑贱执事之人，祭末亦得饮之"；"昔酒，无事而饮也"，"无事而于祭末，群臣陪位不得行事者并得饮者"；"清酒，今中山冬酿接夏而成"。陆德明释"此酒更久于昔（酒）二"。由上可知，西周酒类很多，多用于祭祀，然因其种类不一，质量优劣不同，在整个祭祀过程中的用途也不一样，质好者用于祭祀考庙，质差者用于群臣饮用，质劣者用于卑贱下等执事之人饮用。那么用于祭祀考庙，质量较优的酒是"三酒"中哪一种呢？显然是"清酒"。因其"久于昔"，即"冬酿接夏"时间长，"陈酒必良"。"清酒"亦名醍酒。《说文》曰："醍者，清酒也。"陈浩作注云："醍者，酒成而红赤色也。"《诗·大雅·旱麓》云："清酒既载，骍牡既备，以享以祀，以介景物。"又《诗·小雅·信南山》曰："祭以清酒，从以骍牡，享于祖考。"明确描述了古人用"清酒""骍牡"（赤色的公牛）以祭祀"祖考"。西周何以用赤色的"清酒"、赤色的公牛来祭祀"祖考"？因为赤色为血色，五行理论即认为"赤为血"，二者可互代。而血为人身之至贵，以至贵之器祭祀祖考，符合西周之礼乐规范，也是儒学传统忠孝思想之象征。对此，我们则不难理解后世演化出的"歃血为盟""血祭"和"心祭"等，无疑是西周"清酒""骍牡"祭的升华。

二、酒与中医药

酒之与中医药密不可分，自古有"医源于酒"之说。《素问·汤液醪醴论》云："自古圣人之作汤液醪醴者，以为备耳。""邪气时至，服之万全。"《礼记》曰："凡酒饮，养阳气也，故有乐。"可知自酒的诞生之日起，已与人们的医疗保健活动结下了不解之缘。故《说文》明确指出"医之性然得酒而使"，"酒所以治病也"。仲景《伤寒杂病论》诸方用酒有21例，足见仲景对酒的药用价值之重视，进而对后世药酒类的丰富和发展起着极大的推动作用。

《伤寒附翼》云："清酒以温经络，筋脉不沮弛，则气血如故，而四肢自温，脉息自至矣。"阐明了"清酒"通经温阳，行血养血之能。《伤寒论》炙甘草汤主治心阴阳两虚、气血双亏所致的"伤寒，脉结代，心动悸"一证；当归四逆加吴茱萸生姜汤专为肝血不足、营血亏虚、血虚寒凝、兼中焦虚寒所致"手足厥寒，脉细欲绝""内有久寒"而设。二者均属气血两亏、阴阳两虚，而尤以血虚脉道失充而不运为最，前者责之于心，后者斥之于肝。中医理论认为心主血脉、主神志，为君主之官；肝主疏泄，主藏血，可见二者均与血的关系极为密切。故病见阴血不足，则心血亏虚而心神失养；肝血不足而疏泄失职，重则阴损及阳、阴阳两亏、气血双虚、血虚寒凝等变证丛生。故临证治疗心肝之疾，总以养心血、益肝阴为首务，继之则须在辨证的基础上阴阳兼顾、行气活血。由此可知炙甘草汤方中"生地黄"量用"一斤"，为他药首冠的深意，即旨在偏养心血。我们再也不会为其中君臣药孰是孰非而争讼不已。同理，用"清酒"入此二方，亦以补养阴血、行血利脉为首务之含义所在。因为两方证的病机关键均属阴血不足，累及心或肝。而"清酒"色赤入心、化而为血、补益心肝之阴血不足，又性辛温，故补而不腻，功偏通利而温阳、善行血脉。可谓切中病机，直捣黄龙。仲景之施药卓然，超凡脱俗，于此可见一斑。

至于炙甘草汤用"清酒七升，水八升"及当归四逆加吴茱萸生姜汤用"水六升，清酒六升"，实有"清酒"量"甲天下"之感。"清酒"系低度温和之酒，《名医别录》所谓的"米酒"，绝非如现代的白酒（即蒸馏酒）。因此，在辨证的基础上，大剂量使用无可厚非，但决不能用今天的白酒替代。至于古之"清酒"与现代的白酒之间有怎样的量效关系，还有待于学者做有关方面的研究。为更好地继承经方之精华，深层次地研究"清酒"的药用价值，尤其是开展临床试验研究，是很必要的。

（贾孟辉）

《伤寒论》用药基本规律浅议

《伤寒论》用药法度严谨，变化灵活，但有规律可循。现就我们学习体会，略述于下。

一、根据主证，制定主方，是《伤寒论》用药基本原则

《伤寒论》用药是根据主证（包括病机），制定主方，辨证用药，在确定主证的前提下，层层展开，有顺有逆，随证变方。抓住主证，是为了制定主方。证是方的基础，方是证的归宿，有一证则有其对证的一方。如表寒实证的麻黄汤，表寒虚证的桂枝汤，里热实证的白虎汤、承气汤等，其理法方药是极其严密的。

临证运用时，对《伤寒论》的主证主方，应将原文和实际病例相印证，方能取得良效。如三承气汤：大承气汤由大黄、厚朴、枳实、芒硝组成，是急下峻剂，用于痞、满、燥、实四证，主要泻下邪热；小承气汤由大黄、厚朴、枳实组成，是轻下剂，用于痞、满、实三证，主要下宿食；调胃承气汤由大黄、芒硝组成，是缓和之下剂，用于有积热不一定有宿食，主要泄热。可见主证与主方一致，组方严谨是《伤寒论》用药的基本规律。

二、根据主方，变通加减，是《伤寒论》用药的灵活性

《伤寒论》计113方，而仲景立方精而不杂，以六方为主，其他诸方是因其病机而变通的主方。如太阳病麻、桂二方，是表寒虚实证的主方；阳明病的白虎、承气汤，是里热实证的主方；少阳病的柴胡汤、黄芩汤为少阳病偏表和纯里的主方；太阴病的理中汤，少阴病的四逆汤，厥阴病的乌梅丸等，可称为各经的主方。然而，主方

是定法，变通是活法，活法的运用更充分体现了《伤寒论》用药的灵活性。如桂枝汤为主治表寒虚证的主方，而以其变通的兼阳虚的桂枝附子汤，兼项强几几的桂枝加葛根汤等等。可见《伤寒论》用药，并非头痛医头，唯方唯药，而是在主方的基础上，随病机而演变。阳入阴则静，阴出阳则怒。说明外感病由阳入阴或由阴转阳过程中的病理变化、性质及表现。据此认为，阳去入阴者虽有发热，但因其阳气已衰，热象微弱，亦属阳虚微热之范围，故谓之"无大热"也。

三、掌握方规，精究主药，是《伤寒论》用药的关键

仲景制方，悉心精究。一是有明确的方规；一是注重主药的应用和配伍，组方规律的前提是以病机为基础。具有两个特定的规律：一是药物的性能，一是药物的主治功用，这两者必然是一致的。然后在病机统一的情况下，构成组方的基本规律。如理中汤和真武汤的方规，前者是脾阳虚，寒湿内胜，故以参、术、姜、草成方，取其甘温守中，温脾祛寒，主治脾阳虚寒，腹痛泄泻；后者是肾（脾）阳虚水湿内停，故以附、术、苓、芍、姜成方，取其辛温而散，温肾利水，主治肾阳虚，水气泛滥，咳喘，肿胀。从二方的组成配伍和病机、主治来看，理法方药，条理井然。又如，栀子豆豉汤的一清一宣、吴茱萸汤之温肝、白头翁汤之清湿热等等，其组方规律，无一不是极其严密的。所谓主药，一是指药物在方中起主导作用；一是针对病机起主治作用。《伤寒论》中共计98味药，其中可称主药者，按六经病证的主方来分，如太阳病的麻黄、桂枝；阳明病的石膏、知母、大黄；少阳病的柴胡、黄芩；少阴病的附子、干姜；厥阴病的吴茱萸等为各经的主药。《伤寒论》中用药的关键除方规和主药外，尚须注意剂量的权宜，这也是一大关键。纵观论中各方，药用量比例十分严格。如桂枝附子汤，与桂枝去芍药加附子汤，药味相同，但桂枝、附子用量不同，而主治功能各异。

《伤寒论》方必须与后世方有机结合运用，才能更好地提高临床疗效。例如，桂枝汤治表虚自汗，如果加益气固表的玉屏风散，较单用桂枝汤为优，用于素体卫外不固，经常感冒的病者，确有良效。

（张生龙）

从大枣的用量谈《伤寒论》的辨证论治

《伤寒论》一书由汉代著名医家张仲景所著，其创立的以理、法、方、药为一体的理论体系与方法，具有很高的科学水平和实用价值，自成书以来就被后世医家奉为经典。为了深入的研究《伤寒论》的理论体系，我们从大枣这一单味药入手，对《伤寒论》的组方规律和辨证论治进行了一些研究。

一、大枣功用解析

大枣在《神农本草经》中是这样记载的："大枣味甘平。主心腹邪气，安中养脾，助十二经，平胃气，通九窍，补少气，少津液，身中不足，大惊，四肢重，和百药。久服轻身长年，叶覆麻黄，能令出汗，生平泽。"现代认为甘味药有下列作用：①缓和药性；②延长作用时间；③药效作用时间延后。《伤寒论》中大枣的应用极其广泛，在《伤寒论》112方中有40首用了大枣[1]。而其用量却相对比较固定，其用量以十二枚居多，然后依次是四枚、十枚、二十五枚、六枚、三十枚、五枚、十五枚（表1）。可以看出大枣的用量是有规律可循的。由于现代中药药量是以"克"为单位的，所以就造成了现代人对大枣用量的忽视，尤其是在排除因其大小、品种、产地的不同而导致的有效成分的差异之后，这种以"枚"计量的方式更不被医家所认同。

表1 《伤寒论》中大枣应用数量频次表

大枣用量	十二枚	四枚	十枚	二十五枚	六枚	三十枚	五枚	十五枚
频次	28	3	2	2	2	1	1	1

二、《伤寒论》大枣应用剂量探讨

张仲景在《伤寒论》中大枣是如何具体应用的呢？下面以桂枝汤和小柴胡汤为例来阐述《伤寒论》如何应用十二枚大枣。桂枝汤为群方之首，12条中说："太阳中风，阳浮而阴弱。阳浮者，热自发；阴弱者，汗自出。"再看桂枝汤的组成药物桂枝、白芍、甘草、生姜、大枣。这五味药除了白芍和甘草配对有酸甘化阴的作用外，桂枝、生姜都没有养阴的作用。这里用了十二枚大枣是何用意呢？中国传统的历法是以天干配地支计年、月、日、时的，天干有十，地支十二，说明十二这个数字和地气的关系密切。"天为阳，地为阴"，"地气上为云，天气下为雨，雨出地气，云出天气"（《阴阳应象大论》），可见张仲景用十二枚大枣不仅是养脾胃（五行属土）十二经，更有养阴、助地气以利于发汗的作用。阳加于阴谓之汗，阳强阴弱必然汗出不畅。所以大枣在桂枝汤中的一个重要作用就是通过助地气以利发汗。再看小柴胡汤证："伤寒五六日，中风，往来寒热，胸胁苦满，默默不欲饮食，心烦喜呕，或胸中烦而不呕，或渴，或腹中痛，或胁下痞硬，或心下悸，小便不利，或不渴，身有微热，或咳者，小柴胡汤主之。"可知本证乃正邪纷争于胁下所致。大枣在本方中的作用亦是"补脾胃"和"引药下行"。少阳之气郁而化热，影响胃气，胃气上逆，所以呕。"止呕圣药莫过于半夏、生姜也"，其味辛、温，可散胃中郁热，纵观小柴胡汤全方，无养阴之药，说明小柴胡汤证未伤及阴液，然其苦寒与辛温同用，且有郁热伤阴之虞，故在方中用大枣十二枚，一方面同人参、甘草补中益气，一方面补养地阴之气。这也从另外一个方面体现了"见肝之病，知肝传脾，当先实脾"的预防原则。

应用四枚大枣的三方中，桂枝麻黄各半汤和桂枝二越婢一汤都是取桂枝汤的三分之一与他方相合而成。柴胡加芒硝汤是取小柴胡汤的三分之一合芒硝而成。应用六枚大枣的柴胡桂枝汤和柴胡加龙骨牡蛎汤均是取小柴胡汤的二分之一与它药相合而成。应用五枚大枣的桂枝二麻黄一汤是取桂枝汤的十二分之五与麻黄汤的九分之二相合而成。故可知以上诸方中大枣的用量本是十二，因总量的变化而引起单味药剂量改变，其用法也与上相同。

大青龙汤中用了十枚大枣，38条说"太阳中风，脉浮紧，发热恶寒，身疼痛，不汗出而烦躁者，大青龙汤主之"，从其所见脉浮紧，发热恶寒，身疼痛来看，为伤寒表实证，从不汗出而烦躁来看，为寒邪在外未解，阳气郁而化热。那么为何用大青龙汤治疗呢？先看方名，何谓青龙？龙乃中国特有之物，《易经》中乾卦各爻均以龙解，龙即是阳。青五行属木，木曰曲直，其性条达。可以看出青龙汤的主要作用是帮助被郁的阳气发散出来。所谓"大青龙"是与"小青龙"相对的，说明大青龙的力量要比小青龙强。大青龙汤是由麻黄汤倍麻黄加生姜三两、大枣十枚、如鸡子黄大的石膏组成，是发汗之峻剂。倍麻黄佐生姜、桂枝以疏被郁之阳气；石膏辛寒，既可解郁，又可除烦；大枣、甘草和中。"十"为阴数，五行属土，为阴土。大枣十枚可顾护脾胃，以资汗源，体现了其发汗而不伤阴的原则。纵观全方，麻黄用六两亦有护阴液之意——天一生水，地六成之。十枣汤的病机是水饮停聚于内，气机升降不利。十枣汤的服用方法比较特殊，每日只服一次，且是在平旦时服。平旦时，阳气初生，欣欣向荣；此时服用正是借助欣欣向荣的阳气作用，使峻下逐水的药力达到最强。其大枣的用量上体现了与大青龙汤基本相同的思想，不再赘述。

茯苓桂枝甘草大枣汤应用了十五枚大枣。本证是过汗伤阳，水停下焦所导致的一系列证候。看看"洛书"我们就知道，十五是中数，无论哪条线上的三个数相加都是十五。在人体上这个中数在脾胃，也就是说，大枣在这里是助脾胃之气以除水饮的。

当归四逆汤和当归四逆加吴茱萸生姜汤应用了二十五枚大枣。二十五是一、三、五、七、九阳数相加之和，这二十五枚大枣也体现了以上两方救逆回阳方意。炙甘草汤应用了三十枚大枣。三十是二、四、六、八、十诸阴数之和，其补阴之力可见一斑。而其用药也是以诸多补阴药为主。

综上,《伤寒论》中大枣的应用原则不仅以其本身的性味、功效为基础,还体现在其数量上,是医理和易数的结合。

(路宗志,邵雅斐,武永利)

参考文献

[1] 熊曼琪. 伤寒学 [M]. 北京:中国中医药出版社,2003,1:30,67,68,72,107,264,274,278,352.

从重症医学解读《伤寒论》少阴证与休克关系

《伤寒论》作为中医四大经典之一，被称为方书之祖，其所独有的六经辨证奠定了中医辨证论治的原则和方法，但因其年代久远，其言精而奥，其法简而详，使后世对《伤寒论》的医学思想不能一探究竟，深有以管窥豹、不能继往圣绝学之叹。唯有在临床中逐渐摸索，或有点滴灵犀所得。从古至今的医者都会碰到疾病从轻到重，由重再演变至死亡的过程，重症医学是研究任何损伤或疾病导致机体向死亡发展过程的特点和规律，并根据这些特点和规律对重症患者进行救治的学科，重症患者通常是以生命体征不稳定或潜在的不稳定、一个或多个器官或系统功能受累并已经潜在危及生命为主要特征[1]。中医作为世界最古老的医学之一，在数千年的医学实践中同样的会碰到这样的重症患者，不同的时代背景下医者在治疗相似的患者时会以当时的语言或思想去理解或解释疾病并指导治疗。而《伤寒论》就是一部完整的诊疗患者从外感轻症经过六经传变至死亡的书，六经传变至三阴证是古人认为的疾病的危重阶段，少阴证作为伤寒六经传变的一个阶段，我们从重症医学的角度分析，认为少阴证与休克的诊疗及转归具有高度相似性。

一、休克的定义及临床表现

1. 定义

休克是指以有效循环容量不足，组织器官微循环灌注急剧减少为基本原因的急性循环功能衰竭综合征[1]。

2. 主要临床表现

休克早期：意识尚清，但烦躁焦虑，精神紧张，面色、皮肤苍白，口唇甲床轻度发绀，心率加快，呼吸频率增加，出冷汗，脉搏细速，血压可骤降，也可略降，甚至正常或稍高，脉压缩小，尿量减少。

休克中期：烦躁，意识不清，呼吸表浅，四肢温度下降，心音低钝，脉细数而弱，血压进行性降低，皮肤湿冷发花，尿少或无尿。

休克晚期：表现为 DIC 和多器官功能衰竭。DIC 表现为顽固性低血压，皮肤发绀或广泛出血，甲床微循环淤血，血管活性药物疗效不佳，常与器官衰竭并存。急性呼吸功能衰竭表现为吸氧难以纠正的进行性呼吸困难，进行性低氧血症，呼吸促，发绀，肺水肿和肺顺应性降低等。急性心功能衰竭表现为呼吸急促，发绀，心率加快，心音低钝，可有奔马律、心律不齐。如出现心律缓慢，面色灰暗，肢端发凉，也属心功能衰竭征象，中心静脉压及脉肺动脉楔压升高，严重者可有肺水肿表现。急性肾功能衰竭表现为少尿或无尿、氮质血症、高血钾等水电解质和酸碱平衡紊乱。此外，还有其他表现，如肝衰竭可出现黄疸，血胆红素增加，胃肠道功能紊乱常表现为腹痛、消化不良、呕血和黑便等。

二、从现代重症医学角度对《伤寒论》少阴证的分析

1. 少阴病主症的分析

《伤寒论》原文对少阴证的描述"少阴之为病，脉微细，但欲寐也"[2]，我们以现代医学的观点来看"脉微细，但欲寐"这两个少阴病的主症，"脉微细"即末梢循环不足，外周供血差；"但欲寐"翻译为现代语言即"只想睡觉"，描述的是一个神志的改变，用现代医学的观点看即嗜睡或浅昏迷的状态；将这两个主症连接起来即是一个患者已经出现了末梢循环灌注不足并伴有神志改变呈嗜睡或浅昏迷的状态。以现代医学的角度看古人总结的这两条主症，与休克的各个期的症状比较，可以说将休克的症状描述得言简意赅、非常到位，神志的改变和循环的灌注不足的表现，从始至终都贯穿于休克的各个时期。

2. 少阴寒化证的分析

"少阴病，下利清谷，里寒外热，手足厥逆，脉微欲绝……脉不出者，通脉四逆汤主之"，"少阴病，下利脉微者，与白通汤，利不止，厥逆无脉……服汤脉暴出者死，微续者生"，"少阴病，脉沉者，急温之，宜四逆汤"[2]。《伤寒论》中对少阴寒化证的描述中"脉微欲绝""脉不出""下利脉微""厥逆无脉""脉沉者"以现代医学的观点看这些词汇所描述的即是一个从"脉微细"的低灌注状态过渡到"脉不出"的持续循环容量下降的状态，这与现代医学的休克所说的四肢温度下降、脉细而弱的症状是一致的。

3. 对疾病转归的判断

当一个休克的病人到达休克中期的时候，既达到疾病的拐点，若休克得不到及时的纠正，有效循环血容量持续降低，导致脏器功能损坏，尤其是心脏肾脏的损坏，即出现心肾功能衰竭的状态，具体表现为少尿或无尿，心脏出现心率变快，心律失常，继而出现呼吸衰竭气喘气促等症状，那么有尿无尿、有效循环血量是否恢复、神志是否恢复则成为判断疾病预后的重要指征。我们再看看古人在《伤寒论》中对少阴证的转归提出的"四可治""六不治的"原则，"四可治"即"少阴病，下利，若利自止，恶寒而蜷卧，手足温者，可治"，"少阴病，恶寒而蜷，时自烦，欲去衣被者，可治"，"少阴病，吐利，手足不逆冷，反发热者，不死"，"少阴病，至六七日，自下利，脉暴微，手足反温，脉紧反去者，为欲解也，虽烦下利，必自愈"。"六不治"即"少阴病，恶寒身蜷而利，手足逆冷者不治；少阴病，吐利，躁烦，四逆者死；少阴病，下利止而头眩，时时自冒者死；少阴病，四逆，恶寒而身蜷，脉不至，不烦而躁者死；少阴病，六七日，息高者死；少阴病，脉微细沉，但欲卧，汗出不烦，自欲吐，至五六日，自利，复烦躁不得卧寐者死"。"四治"所说的"下利""若利""吐利""自下利"即有尿，"手足温者""欲去衣被者""手足不逆冷，反发热者""手足反温"即肢端及肤温升高，有效循环血量上升。那么即是有尿、肢端即体表肤温升高，有效循环血量恢复则可治。"六不治"所说的"手足逆冷""四逆者""脉不至""脉微细沉"即肢端及肤温低，有效循环血量未恢复。"下利止"即尿不出，"息高者"即气喘气促，"吐利烦躁""不烦而燥""复烦躁不得卧寐者"即神志进一步改变加重，从嗜睡变为谵妄，躁动。即当患者出现肢端及肤温持续较低不能恢复，尿不出，神志情况进一步加重出现躁动或谵妄时不治。所以我们可以看出《伤寒论》在少阴病的转归的判断上与现代医学对休克的转归的判断是相同的。

4.《伤寒论》对少阴病的治疗

《伤寒论》提出的少阴病的治则"少阴病，脉沉者，急温之"[2]，现代重症医学针对休克提出的治疗原则为"减少进一步的细胞损伤、维持最佳的组织灌注，纠正缺氧"，并提倡"早期紧急判断、早期复苏"。而《伤寒论》中针对少阴病提出的"急温之"的原则我们也可以理解为"紧急判断、早期治疗"的意思，从对休克的治疗上提出的治疗原则上不论古今都是一致的。我们再看古人提出的治疗方法，《伤寒论》针对少阴病的治疗提出的几个主要方剂白通汤、四逆汤、通脉四逆汤、附子汤、真武汤[6]的组成，如表2所示：

表2 《伤寒论》少阴病治疗方剂组成表

方名	组成	共同药物
白通汤	葱白、干姜、附子	附子、干姜
四逆汤	甘草、干姜、附子	
通脉四逆汤	甘草、附子、干姜	
附子汤	附子、茯苓、人参、白术、芍药	附子
真武汤	附子、生姜、白术、芍药、茯苓	

几个方中附子作为主要药物在贯穿每个方剂组、而干姜作为主要辅助药物是除附子外出现频率最高的药物，中医理论认为附子具有"回阳救逆、补火助阳"的功效，而干姜具有"温中散寒、回阳通脉"的功效，据现代药理学研究，附子所含消旋去甲基乌药碱有明显强

心、扩张血管作用，并对垂体－肾上腺皮质系统有兴奋作用[3]；干姜的乙醇提取物能直接兴奋心脏、有强心作用[3]。现代医学对于休克的治疗除液体复苏外，常用的药物为血管活性药物及正性肌力药物，如多巴胺、多巴酚丁胺、肾上腺素、去甲肾上腺素，多巴胺为 α、β_1 受体激动剂，当剂量为 $1\sim3\mu g/$（$kg\cdot min$）时具有扩血管作用，当剂量为 $2\sim10\mu g/$（$kg\cdot min$）具有增强心肌收缩力作用，当剂量为大于 $10\mu g/$（$kg\cdot min$）时具有收缩血管作用[4]。而附子除具有强心作用外，对血管亦具有双向调节作用，附子中的氯化甲基多巴胺具有升血压的作用，去甲基乌药碱具有降压作用，所以附子与多巴胺具有相似作用。近年来有对"附子—干姜"药对治疗心力衰竭的研究报道，与心力衰竭相关的"附子—干姜"药对活性成分潜在靶点网络包含 23 个靶点[5]，通过现代药理学的分析，古人对少阴病的治疗和现代医学对休克的药物治疗具有一致性。

5. 少阴病治疗的禁忌证的分析

《伤寒论》对少阴病的禁忌证提出"少阴病，脉细沉数，病为在里，不可发汗"，"少阴病，脉微，不可发汗，亡阳故也，阳已虚，尺脉弱涩者，复不可下之"[2]，"不可发汗""复不可下之"从字面理解即"不能发汗""不能泻下"，从现代医学的角度看发汗与泻下都能够让病人的体液丢失，从而减少有效循环血量，这与休克也是一致的，提升有效循环血量是治疗休克的主要方法，凡是丢失有效循环血量的都是被禁止的。

6. 少阴热化证及兼症的分析

"少阴病，始得之，反发热，脉沉者，麻黄附子细辛汤主之"，"少阴病，得之二三日以上，心中烦，不得卧，黄连阿胶汤主之"，"少阴病，六七日，腹胀不大便者，急下之，宜大承气汤"，"少阴病，下利六七日，咳而呕渴，心烦不得眠者，猪苓汤主之"，"少阴病，八九日，一身手足尽热者，以热在膀胱，必便血也"[2]。少阴病随着时间的进展及延长会出现诸多变证及兼症，从"始得之"，到"八九日"患者有

"发热""心中烦，不得卧""腹胀不大便""便血"等症状，张仲景对患者在少阴病的每个阶段记录的是非常详细的，我们怎么解读这些症状呢，我以为仲景是在告诉我们随着疾病的时间拖延，患者会出现各个系统的疾病或兼症，"发热"我们可以理解为感染性疾病，"心中烦，不得卧"我们可以理解为精神或神志障碍性疾病，"腹胀不大便"我们可以理解为消化系统性疾病，"便血"我们可以理解为凝血功能障碍性疾病或消化道出血性疾病，那么我们在反过来审视仲景所说的这些情况，我们是否有似曾相识的感觉呢，因为在重症医学的临床中我们的病人也常常在发病后随着时间的推移会出现除主症以外的其他兼症，如感染、精神症状、呼吸功能障碍、消化功能障碍、凝血功能障碍、营养不良等问题，那么我们可以看出，在每一个重症病人身上的问题古今都是一样的。

三、总结

我们通过对少阴病的主症与休克的症状的比较及少阴的治疗用药、禁忌证多方面的对比，发现古人所说的"少阴病"与现代重症医学所说的"休克"是重合度极高的疾病，我们甚至可以这样说，"休克是少阴病"，《伤寒论》作为中医四大经典之一，通过六经传变理论将疾病从轻症到重症的各个阶段的诊疗过程以当时的语言与思维方式做了描述与记载，作为后辈的今人，我们应当怎样以今天的视角去科学的解读前人的医疗经验呢，通过以上对少阴病的分析与解读，我想《伤寒论》的三阴证阶段作为伤寒的重症阶段以重症医学的角度去分析解读可能会更加地贴近《伤寒论》的本质。

（苏建国）

参考文献

[1] 刘大为. 实用重症医学 [M]. 北京：人民卫生出版社，2010:1-5，401-403.

［2］［金］成无己. 注解伤寒论［M］. 北京：人民卫生出版社，2010：145，153-158，158，146，147.

［3］黄兆胜. 中药学［M］. 北京：人民卫生出版社，2002：225-226，228-229.

［4］刘大为. 实用重症医学［M］. 北京：人民卫生出版社，2010：414-415.

［5］刘鑫馗，吴嘉瑞. 基于网络药理学的附子—干姜药对治疗心力衰竭的机制分析. 中国实验方剂学杂志［J］. 2017，23（21）：212-219.

芍药在《伤寒论》中的应用

芍药性微寒，味苦酸，随着不同的配伍，在临床上起着多种效用。《伤寒论》中用芍药的方剂共有30首，其配伍都是有一定法度的，为后世学习和掌握辨证施治用药树立了典范。张仲景在《伤寒论》中立方112个，用药93味，用得最多的除炙甘草、大枣、桂枝外，当推芍药，可见芍药在《伤寒论》中的地位。

一、益阴和营

芍药在《伤寒论》中配伍桂枝用的方剂较多，《内经》谓："风淫于内，以甘缓之，以辛散之，以酸收之。"芍桂相配，一敛一散，助正祛邪，安内攘外[1]。桂枝汤、桂枝加葛根汤、桂枝麻黄各半汤、桂枝二越婢一汤、小青龙汤、葛根加半夏汤、桂枝加桂汤等共十一首方中的芍药可起敛阴和营的作用，配以它药则有解肌祛风、调和营卫之效。《本草求真》谓："芍药有敛阴益营之力。"仲景桂芍相伍乃取解表与益阴兼顾法，且芍药用量不大，以敛散相宜为准则。

二、养血通脉

《伤寒论》中的当归四逆汤，凡属寒邪凝滞血脉、而呈四肢逆冷或疼痛之证，临床如风湿性关节炎、血栓闭塞性脉管炎、冻疮、妇女月经不调、痛经等均可应用[1]。再如用黄芪桂枝五物汤治疗肌肤麻木不仁之血痹证；用桂枝茯苓丸治疗妇人宿有癥块、血瘀经闭、行经腹胀痛、产后恶露不尽等，都离不开芍药养血通痹阻，缓消瘀块。《神农本草经》云："芍药除血痹破坚积。"《名医别录》："通顺血脉，缓中散恶血逐贼血……消痈肿。"等论述与仲景在《伤寒论》和《金匮要略》中关于芍药的应用可谓不谋而合。

三、敛阴止汗

芍药苦酸乃阴柔之品，用之不当易敛邪内陷，反成弊端。仲景在《伤寒论》中对太阳病属阳浮阴弱而汗出的表虚证运用桂枝汤；对项背强几几，反汗出恶风者用桂枝加葛汤；阳虚漏汗不止，其人恶风者用桂枝加附子汤。其中不仅取芍药之收敛养阴而止汗，桂枝与芍药用量不偏不倚，汗不过汗，收不过收，互为作用，相辅相成，以达风邪得祛，自汗得除之目的。

四、平肝解痉

《现代汉方医学大观》中关于芍药甘草汤的药理实验是："对横纹肌，平滑肌的挛急有效，不仅对表在性的躯体和四肢的平滑肌，就是对深在的平滑肌性的脏器，比如胃、肠、输卵管、子宫、膀胱、尿道或血管等也能缓解挛急，制止其疼痛[2]。"故芍药甘草汤在临床可用于胃肠痉挛疼痛、腓肠肌痉挛、三叉神经痛等。又因芍药具有解痉作用，可缓解支气管痉挛所致的咳喘，故小青龙汤、桂枝加厚朴杏子汤可治疗因风寒所致的咳喘。芍药因其平肝，具有疏泄经络血脉作用，故四逆散在临床应用中，可治肝脾失调引起的脘腹疼痛。其他诸如肋间神经痛、胆囊炎等均可在此方基础上加减治疗。再如《金匮要略》中的当归芍药散治疗妇人妊娠肝脾不和的腹中疼痛，方中重用芍药，不仅益气养血，更主要是取其平肝解痉之用。药理研究报道："临床用白芍治疗痢疾及肠胃蠕动亢进而引起的腹痛有良效[3]。"观《伤寒论》中桂枝加芍药汤能治腹满时痛，此方外解太阳之肌表，内调太阴之脾土，临床如见有外感表证，且腹满疼痛，时发时止，喜温喜按者，用之最宜。方中倍芍药以调脾和中，缓急止痛，如因腐秽积滞于肠胃，不喜按揉，大便不通者加大黄，如桂枝加大黄汤。此方不但外解太阳之表，还内攻阳明之里，若往来寒热，胸胁苦满，心下满痛，大便秘结者，仍加大黄，如大柴胡汤。然此三方亦可用于无表证之腹痛。对于虚痛，仲景则加饴糖倍芍药，如小建中汤，临床对属虚寒脘腹疼痛者有效，如胃、十二指肠溃疡，慢性肝炎等。正如缪希雍所说："白芍专入脾经制肝补脾……脾统后天元气，得补则旺，故益气。"其中白芍就起到益气补脾、敛阴平肝、缓急止痛作用。柯韵伯说："桂枝加芍药小试建中之剂，桂枝加大黄微示调胃之方。"这虽是古人经验，然也符合临床实际的。后世医家尊此效仿，加大芍药用量，（因方芍药中的芍药甙具有阿托品及罂粟碱样作用），故起到实脾御肝、缓急止痛之效。说明芍药为治挛痛之首选良药。仲景对属虚寒冷痛者加附子，方如芍药甘草附子汤、附子汤、桂枝加附子汤。其中附子与芍药同用，刚柔相济，既可温经，又能和营益气通血痹，且芍药起到引阳药入阴散实之功。临床用之既能治阳虚水寒相搏所致的四肢沉重疼痛，又能治虚寒腹痛。

五、清热利尿

《神农本草经》载："芍药利小便。"据药理研究，白芍"尚有止汗利尿作用"[3]。如桂枝去桂加茯苓白术汤中，因有翕翕发热，心下满微痛，小便不利，方中除用白术茯苓健脾利水外，加芍药以开阴结而利小便。然真武汤能治阳虚水泛之证，其中芍药又非通利之品，而是取益脾阴而制附之燥，用以培养津液，使小便自利而不伤阴。张璐所云"若不用芍药固护其阴，岂能胜附子之雄烈乎"，故学者须通常达变。芍药由于酸寒，故有清热作用，如黄连阿胶汤证中因有"心中烦，不得卧"，故用芍药配黄连收阴气而泄邪热；配黄芩如黄芩汤以散热和阴，消热止利；配大黄如大柴胡汤以涤除热滞。

综上所述，举此数方说明芍药确有利小便、养阴清热之效。芍药其性微寒，有损阳气，故学者宜权衡轻重，酌情使用。仲景在广泛应用芍药的同时又告诫我们慎勿滥用，如第 280 条："太阴为病，脉弱，其人续自便利，设当行大黄芍药者，宜减之，以其人胃气弱，易动故也。"又第 21 条："太阳病下之后，脉促胸满者，桂枝去芍药汤主之。"

第22条："若微寒者，桂枝去芍药加附子汤主之。"对此历代注家亦有阐述，如成无己谓："芍药益阴，阳虚者非所宜故去之。"陈修园："又恐芍药之苦寒，以缓其出入之势，故去之。"据近代报道："对功能不好的患者不宜长期服用。"[3]从中可知仲景用芍药，尤辨虚实寒热。以上所举之证，虽不全面，希冀以探求仲景运用芍药的规律。

（陈岩）

参考文献

［1］郭天玲，朱华德. 方剂学［M］. 上海：上海中医药大学出版社，1996：124-135.

［2］王效军. 现代汉方医学大观［M］. 北京：中国中医药出版社，1993：194.

［3］刘亦然. 中药药理研究［M］. 广州：中山医科大学出版社，1996：91，113，203.

《伤寒论》六经辨证与《周易》恒变观

　　《周易》成书于西周至春秋之际，是我国最古老、最有权威、最著名的一部经典著作，也是我国古代先贤第一次用科学的思维模式和朴素的唯物辩证观来认识事物的智慧结晶。这一朴素的唯物辩证哲学思想模式对中医辨证论治体系的形成和发展起着积极的影响。作为具有完整体系的中医学是在秦汉时期建立起来的。从西汉初的"天下唯有易卜，未有它书"到东汉提倡黄老、独尊儒术，乃至汉末对《周易》学的研究趋于摆脱只拘执于象数卜筮的新格局，说明当时《周易》的哲学思想已渗透到社会的方方面面，这无疑对生活在东汉末年的张仲景来说，无时不在受到《周易》哲学思想的影响，诚如《伤寒杂病论》自序所言"夫天布五行，以运万类，人禀五常，以有五脏；经络府俞，阴阳会通；玄冥幽微，变化难极"，就足以明证仲景对人体生理和病理变化的认识，在《内》《难》等医学典籍的基础上，明显带有《易》恒变哲学观的烙印。

　　《周易》的变，主要指事物的质变及内部结构形式的变。《周易》的恒，则指事物遵循自然规律及相互关系的相对稳定和外部形态的相对守常。《易·系辞》曰："刚柔相推而生变化。"又曰："爻者，言乎变化者也。"可以看出，《周易》非常重视事物变化的一面，易者，变也。同时也强调"恒"，如《易·系辞》云"穷则变，变则通，通则久"等，指出变与恒是辩证的。《周易》认为恒中有变，变中有恒。恒而变，才有新的恒。恒不能应变，变就必然破旧恒而生新恒。变而恒，才有新生的存在。以象爻关系说，象由爻构成，无爻则无象，爻由象界定，无象则爻无依托。仲景"勤求古训"，对《周易》恒变哲学思想探幽索奥，理解精深，在其所著《伤寒论》中，对六经病辨证论治的论述，处处蕴含着恒变哲学思想的真谛。

一、设六经病证之有恒，提纲挈领突出主证

仲景根据《素问·热论》六经分证的基本理论，创造性地将外感疾病错综复杂的证候及其病理演变，进行分析、归纳而分为六个病理层次，为明确界定六个病理阶段而设六经病提纲证，以亦病之有恒，使医者对复杂多变的病证能够提纲挈领，抓住主证，分清邪正之盛衰，病位之深浅，病势之缓急。如《伤寒论》第1条云："太阳之为病，脉浮，头项强痛而恶寒。"凡临证见恶寒发热、头项强痛、脉浮者，则表明邪犯太阳肌表，为正实邪盛，正邪交争于营卫肌表，为外感热病的初期阶段，治疗当以"其在皮者，汗而发之"。同理，第180条"阳明之为病，胃家实是也"，第263条"少阳之为病，口苦、咽干、目眩也"，第273条"太阴之为病，腹满而吐，食不下，自利益甚，时腹自痛，若下之，必胸下结硬"，第281条"少阴之为病，脉微细，但欲寐也"以及第326条"厥阴之为病，消渴，气上撞心，心中疼热，饥而不欲食，食则吐蛔，下之利不止"，分别界定了阳明、少阳、太阴、少阴和厥阴为外感热病的阳亢热盛之极期、半表半里、中后期及伤寒末期六个不同的病理层次，从而反映出外感疾病是循着一定的规律而发展的。这也是外感疾病"恒"的一面。

二、六经病证恒中寓变，辨证施治强调重"变"

仲景通过临床实践，同时又认识到外感疾病在诸多致变因素如邪气之盛衰、正气之强弱、治疗之当否、有无宿疾及体质之差异的综合作用下，往往呈现出复杂多变的证候演变及病理机制。故仲景在《伤寒论》中不惜笔墨，重点大篇幅地讨论了六经病的兼变证、疑似证及禁忌证，旨在强调"变"是疾病演变的主导，并反复谆谆教诲"常须识此，勿令误也""不可发汗""不可下""此为逆也""观其脉证，知犯何逆，随证治之"等，以警后人。如仲景强调在认识六经病不同病理阶段"恒"的

同时，更应重视太阳病中有太阳中风表虚证、太阳伤寒表实证和表郁轻证之分，阳明病有阳明热证和阳明实证之不同，少阴病有寒化热化之异等，以及条文中设种种兼证，坏证、疑似证及禁忌证。后世医家称《伤寒论》三百九十七法，认为仲景之书法中有法，法外亦有法，处处可以取法，旨在强调《伤寒论》重变的思想。这些都说明仲景要告诫后人"恒中寓变"之理，示人要知常知变，以常达变。

三、方证用药有恒有变，审清主证最为关键

值得指出的是仲景对每一方证的论述，其中的"变而恒"思想较为突出。如《伤寒论》第12条："太阳中风，阳浮而阴弱，阳浮者热自发，阴弱者汗自出，啬啬恶寒，淅淅恶风，翕翕发热，鼻鸣干呕者，桂枝汤主之。"是桂枝汤证之"恒"局，而第42条的"脉浮弱"与第57条的"脉浮数"，明里与太阳中风证本脉"浮缓者"相背，仍与桂枝汤治疗，此脉"浮弱"或"浮数"当为桂枝汤证之变局，以及第39条的"脉浮缓，身不疼但重，乍有轻时，无少阴证者"为大青龙汤证之变局。这种只是外在证候的变化，而其病理机制则不变而恒，从侧面阐明了判定病机转化的因素不完全依凭证候表现，相反，同一病机反映在外在证候上则是多元化的。如仲景论述小青龙汤证有"心下有水气，或渴、或利、或噎、或小便不利、少腹满、或喘者"，指出水饮之邪随气机之升降、变动不居，上则干犯肺胃、饮停中焦，下趋大肠甚则致膀胱气化失司，水蓄不行等，以及小柴胡汤证、四逆散证、真武汤证和理中丸证等都有种种或然证。对此，仲景告诫医者临证要善于抓主证、析其病机所在，此即辨证论治之实质。如仲景举例临证用小柴胡汤的原则是"但见一证便是，不必悉具"，要透过现象认识疾病之本质。

四、传变预后千变万化、审证变否以知大观。

对六经病传变预后的认识，仲景基于《素问·热论》日传一经的

计日传变观点，通过对外感病的长期临床治疗和观察，并运用《易》恒变思维模式发展了《内经》的理论。如第4条云："伤寒一日，太阳受之，脉若静者，为不传，颇欲吐，若躁烦、脉数急者为传也。"第5条云："伤寒二三日，阳明少阳证不见者，为不传也。"指出伤寒一日太阳、二日阳明、三日少阳为其传变之常，但是否传变则应以脉证为凭，不拘于日传一经之说。第26条："服桂枝汤，大汗出后，大烦渴不解，脉洪大者，白虎加人参汤主之。"说明太阳中风服桂枝汤后，因汗不得法而伤津助热，以致邪热转属阳明，为病之传也。第25条"服桂枝汤，大汗出，脉洪大者，与桂枝汤如前法"与第26条述证相似，但本条无"大烦渴不解"，提示太阳中风证仍在，虽"大汗出，脉洪大"，并没有伤津助热之弊，为病不传，故仍与桂枝汤解肌祛风。可见病之传变与否，应以脉证为凭，全面分析。

综上所述，本文从《周易》恒变观角度阐述了《伤寒论》六经辨证的思想内涵，系统分析了六经病证之"恒"与"变"的辩证关系，旨在强调仲景六经辨证重"变""随证治之"的思维模式是根源于《易》的，从而说明古代哲学思想对中医学体系的奠定和发展起着积极的影响。因此，研究《伤寒论》，师仲景之心法，不能脱离当时的历史背景和哲学思想对中医学的影响。如此，对拓宽视野，研究古方新用，在认识方法上抑或有一定的启迪。

（贾孟辉）

释《伤寒论》"家"义

家，《说文》[1]："居也，从宀，豭省声。"段玉裁注《说文》："此篆本义乃豕之居也，引申假借以为人之居。"唐兰《天壤阁甲骨文存考》："（卜辞）象豕（豭）在中。"家，本义为豕在圈中，是个会意字，盖自先民圈养牲畜以来，往往人畜同居，畜圈于房前屋后也，故"家"引申为人之所居，这是后起义了。《诗·大雅·绵》"未有家室"，《诗·周南·桃夭》"宜其家室"，《吕氏春秋·慎势》"此王者之所以家以完也"，这几句中的"家"都是指居所。《玉篇》"家，居也，家人所居通曰家"，这一意义延续使用了几千年，直到今天仍然人人皆知，成为"家"的主要含义。

除此而外，"家"还可以用在名词后，含义虚化，具有名词词尾的性质。王力先生[2]认为"家"作为词尾起于近代。其实早在先秦时代，就已出现了用于名词之后作词尾的用法，例如：儒家、法家、名家等。在古医书中也出现了"家"作词尾的现象，但用法及含义却与一般古籍不尽相同。归纳起来，"家"作为词尾，其主要用法及含义有以下几种。

一、"家"读平声，用于名词后

1. 指学术流派

前文所举的法家、名家的"家"即是学术流派的意思，我们不能说"一个法家""一个名家"。

2. 某种特长、特征以及从事某种专门活动的人

如辞家、野心家、政治家、数家、艺术家等。我们可以说"一个政治家""一个艺术家"，这个"家"的含义与"法家"的"家"不同，

但它是从"法家"等的"家"发展而来的。

3. 指经营某种行业的人家以及具有某种身份的人

如田家、酒家、店家、行家、东家等。

二、"家"读轻声，作助词，缀于名词后

1. 表示属于某一类人

如女儿家、主人家、孩子家、学生家等。

2. 名字后，指他的妻

如秋生家、周瑞家等，与"秋生的家""周瑞的家"不同。

3. 用于某些名词后，无意义

如自家、人家、别家等。

三、医籍中的"家"

在医籍中也出现了"家"作词尾的用法，但其意义却超出了上述义项之外，具有特定的含义，显示出中医专业性词语的特点。

例如：汗家重发汗，必恍惚心乱。(《伤寒论》[3]88条)。不拘风湿气、杨梅疮及女人月家病，先用此药止疼，然后调理。(《本草纲目》卷二十七《马齿苋》)

首例的"汗家"指"素来多出汗的人"。陈修园《伤寒论浅注》指出："平素患汗病之人，名以汗家。"次例中的"月家"即指月经。

在古医籍[4]中，"家"作词尾不限于用在名词之后，还可以用在动词及形容同之后。现以《伤寒论》的语言材料为例分析医书中"家"作词尾的用法。

1. "家"用于名词后

《伤寒论》中出现"家"的句子共计14句，其中用于名词之后的共5句。

汗家，重发汗，必恍惚心乱，小便已，阴疼，与禹余粮丸。(88条)

汗家：指平素多汗之人。

疮家，虽身疼痛，不可发汗，汗出则痓。（85 条）

疮家：指久患疮疡的病人。

阳明之为病，胃家实是也。（180 条）

正阳阳明者，胃家实是也。（179 条）

胃家：当包括胃与大小肠，《灵枢·本输》篇有"大肠、小肠皆属于胃"之说，《伤寒论》沿用了这个观点。

至七、八日，虽暴烦，下利日十余行，必自止，以脾家实，腐秽当去故也。（278 条）

上 180 条、179 条和 278 条例中"家"字在脏腑名词后构成双音词，作词缀，无特殊意义，"胃家"即指胃、"脾家"即指脾。

2."家"用于动词后

在古医籍中，"家"不仅可以用于名词后，还可以用于动词后，表示素来患有某种病证的人。《伤寒论》中共有此类句子 5 句。

喘家，作桂枝汤，加厚朴、杏子佳。（18 条）

喘家：魏荔彤《伤寒论本义》注："凡病人素有喘证，每感外邪，势必作喘，谓之喘家。"指素患喘息的病人。

淋家，不可发汗，发汗必便血。（84 条）

淋家：指久患淋证的病人。

衄家，不可发汗，汗出必额上陷，脉急紧，直视不能眴，不得眠。（86 条）

衄家：喻昌《伤寒尚论篇》释为"素常失血之人"。

亡血家，不可发汗，发汗则寒栗而振。（87 条）

亡血家：平素经常出血的人。此例中"家"用于动宾词组之后，义同用于动词后。

呕家有痈脓者，不可治，呕脓尽自愈。（376 条）

呕家：有呕吐症状的人。

3."家"用于形容词后

在古医籍中，"家"还可以用于形容词之后，表示人体因病而具有的某种症状。此类用于形容词后的句子共计 4 句。

诸亡血虚家，不可与瓜蒂散。（166 条）

亡血虚家：指因平素经常出血而致的气血亏虚之人。

诸亡血虚家亦不可与，得之则腹痛利者，但可温之，当愈。（169 条）

此例义与上例同。

附子三枚恐多也，虚弱家及产妇，宜减服之。（175 条）

虚弱家：体质虚弱的人。

诸四逆厥者，不可下之，虚家亦然。（330 条）

虚家：指虚寒体质的厥逆患者。

上述各种用法并非只出现于《伤寒论》中，在另一部中医经典著作《金匮要略》^[5] 中亦甚为常见。出现有"家"的句子共计 22 句。其中用于名词后的有 13 处，如"疮家，虽身疼痛，不可发汗，汗出则痓"，"胃家虚烦，咽燥欲饮水，小便不利，水谷不化，面目手足浮肿"等；用于动词后的有 13 处，如"呕家本渴，渴者为欲解，今反不渴，心下有支饮故也"等 4 处，"咳家其脉弦，为有水，十枣汤主之"1 处，"衄家不可汗，汗出必额上陷，脉紧急，直视不能眴，不得眠"1 处，"淋家不可发汗，发汗则必便血"1 处，"产妇郁冒，其脉微弱，呕不能食，大便反坚，但头汗出，所以然者，血虚而厥，厥而必冒，冒家欲解，必大汗出，以血虚下厥，孤阳上出，故头汗出"1 处，"久咳数岁，其脉弱者可治，实大数者死，其脉虚者必苦冒，其人本有支饮在胸中故也，治属饮家"等 4 处，"夫有支饮家，咳烦，胸中痛者，不卒死，至一百日或一岁，宜十枣汤"1 处；用于形容词后的有 7 处，如"湿家之为病，一身尽疼，发热身色如熏黄也"等 5 处，"黄家，日晡所发热，而反恶寒，此为女劳得之"等 2 处；另外，本书中也出现了用于词组后的用法共计 2 处，如"夫中寒家喜欠，其人清涕出，发热色和者，善嚏"中"家"用于主谓词组后，"夫失精家，少腹弦急，阴头寒，目眩发落，脉极虚芤迟，为清谷亡血失精"中"家"用于动宾词组后。

四、讨论

综上所述，"家"作为词尾在古医籍中出现，其用法与含义都与一般古籍中出现的不同，有其特殊性。"家"用于名词后，虽然也见于其他古籍，但含义与此不同。古医籍中"家"用于脏腑名称后，即指脏腑本身；用于其他名词后，则前面的名词具有动词的性质，指"患某病""属某证"或"具有某种症状"。"家"用于动词和形容词之后则唯古医籍所专有，并且甚为常见（如前所举），各类辞书却未见收载。"家"用于动词后，则前面的动词指"患某病""属某证"或"具有某种症状"。"家"用于形容词后，一般有两种情况：其一是"家"前的形容词本身具有名词性质，属于形容词名词化，一般指病证，如"黄家"中之"黄"为黄疸病，但"黄"与"家"结合又具有名词与"家"结合的特点，即"黄"活用为动词，指"患黄疸病"；其二是"家"前的形容词表示人体因病而具有的某种症状，如"中寒家"中之"中寒"指"中焦有虚寒症状"。

这类用法在古医籍中极为常见，掌握这类词语的特定含义及用法，对于正确理解古代医籍具有重要的意义，值得注意。

（夏慧茹）

参考文献

[1] 汤可敬. 说文解字今释 [M]. 长沙：岳麓书社，1997.

[2] 王力. 汉语史稿 [M]. 北京：中华书局，1980.

[3] 熊曼琪. 中医药学高级丛书《伤寒论》[M]. 北京：人民卫生出版社，2000.

[4] 段逸山. 中医药学高级丛书《医古文》[M]. 北京：人民卫生出版社，2000.

[5] 郑艺文. 金匮要略浅释 [M]. 长沙：湖南科学技术出版社，1983.

《伤寒论》细辨饮食察胃病

饮食状况是反应胃肠功能的重要指标，《颜氏家训·涉务》曰："古人欲知稼穑之艰难，斯盖贵谷务本之道也。夫食为民天，民非食不生矣。三日不粒，父子不能相存。"在中医的各类教科书中，都以"纳呆"作为病名来辨治胃肠状况，我们认为似有不足，因为"纳呆"只能反映食量减少，是胃肠功能减退的一种标志，而对食欲、饮食状态和食后的反应，不能全部囊括。医圣张仲景在《伤寒论》中就非常重视饮食，其中描述"不能食"的情况有二十六条之多，具体分为不欲食，饮不欲食，呕不能食，饥不能食，食不下，饮食入口则吐，水浆不下等。临床辨治饮食则更加详细具体，具体很强的理论和临床指导意义，现论述于下。

一、不欲食

指食欲不振，不思饮食，但能少量进食，其病机，一是由于情志不畅，肝气郁结，胆热犯胃，方用小柴胡汤。如《伤寒论》96 条："伤寒五六日，中风，往来寒热，胸胁苦满，嘿嘿不欲饮食，心烦喜呕，或胸中烦而不呕，或渴，或腹中痛，或胁下痞硬，或心下悸、小便不利，或不渴，身有微热，或咳者，小柴胡汤主之。"二是寒饮实邪阻塞胸膈，中焦无病故知饥，但实邪影响于胃，故不能食，心下满而烦。如《伤寒论》355 条："病人手足厥冷，脉乍紧者，邪结在胸中，心下满而烦，饥不能食者，病在胸中，当须吐之，宜瓜蒂散。"三是下焦阳气衰微，不能温养中土，阴寒内盛，损伤脾胃阳气，中焦虚寒，水谷不化，或不能食。如《伤寒论》332 条："伤寒始发热，六日，厥反九日而利，凡厥利者，当不能食，今反能食者，恐为除中。"

二、食不下

指饮食则吐，或饮食入口则吐，甚则饮食根本不能下咽，病情较重或垂危。其病机，一是脾胃阳衰，中气受损。脾胃素虚则阴寒内盛，寒湿阻滞，升降失司，胃气上逆，故饮食不下而呕吐。如《伤寒论》273 条："太阳之为痛，腹满而吐，食不下，自利益甚，时腹自痛。"二是心肾阳虚，痰涎内阻心下，胸中满闷而饮食入口则吐，四肢发冷。如《伤寒论》中 324 条："少阳病，饮食入口则吐，心中温温欲吐，复不能吐，始得之，手足寒，脉弦迟者，此胸中实，不可下也，当吐之。若膈上有寒饮，干呕者，不可吐也，当温之，宜四逆汤。"三是脾胃之气衰败，消化功能减退或丧失，导致水浆不下，心下硬满，烦躁不安。如《伤寒论》150 条："太阳少阴并病，而反下之，成结胸，心下硬，下利不止，水浆不下，其人心烦。"说明结胸而伴有下利病情非常严重。

三、不能食

指厌恶饮食，饮食不进，强食则吐，干呕不能食，腹满疼痛或呃逆，病情较重。其病机，一是邪入少阳，肝气犯胃，运化失常，干呕不能食。如《伤寒论》266 条："本太阳病不解，转入少阳者，胁下硬满，干呕不能食。往来寒热，尚未吐下，脉沉紧者，与小柴胡汤。"二是不能食，潮热谵语，胃中燥热，结于大肠，胃气壅滞，不能通降，故大便不通而不能饮食。如《伤寒论》215 条："阳明病，谵语有潮热，反不能食者，胃中必有燥屎五六枚也；若能食者，但硬耳，宜大承气汤下之。"三是不能食，腹满便溏，胃中虚冷，脾不能分清泌浊而不能食，水谷不分，小便不利，大便初硬后溏。如《伤寒论》191 条："阳明病，若中寒者，不能食，小便不利，手足濈然汗出，此欲作固瘕，必大便初硬后溏。所以然者，以胃中冷，水谷不别故也。"

四、饥不能食

可见胃气受损不能食而脾气未伤，当能运化，腹中饥，如《伤寒论》120条："太阳病，当恶寒发热，今自汗出，反不恶寒发热，关上脉细数者，以医吐之过也。一二日吐之者，腹中饥，口不能食……以医吐之所致也，此为小逆。"或余热留于胸膈，热扰胃腑，饥不能食，心中懊恼，如《伤寒论》228条："阳明病下之，其外有热，手足温，不结胸，心中懊恼，饥不能食，但头汗出者，栀子豉汤主之。"或中焦无病故知饥，寒饮阻壅胸膈，胸阳不能外达或饥不能食，心下满而烦，恶心欲吐，手足厥冷。如《伤寒论》355条："病人手足厥冷，脉乍紧者，邪结在胸中，心下满而烦，饥不能食者，病在胸中，当须吐之，宜瓜蒂散。"

五、不能食，厥利

中下焦阳衰阴盛，脾阳不足，水谷不化，不能进食，肾阳不足，四肢厥冷，阴寒内盛，下利清谷。如《伤寒论》332条："伤寒始发热六日，厥反九日而利。凡厥利者，当不能食，今反能食者，恐为除中。食以索饼，不发热者，知胃气尚在，必愈，恐暴热来出而复去也。"

（梁岩）

《伤寒论》的临床应用

从《伤寒论》六经欲解时探讨中医时间治疗学

《伤寒论》六经病各有一条欲解时条文。所谓欲解时，是指这一经的病在一天的什么时间容易好。包括第 9 条太阳病欲解时"从巳至未上"，第 193 条阳明病欲解时"从申至戌上"，第 272 条少阳病欲解时"从寅至辰上"，第 275 条太阴病欲解时"从亥至丑上"，第 291 条少阴病欲解时"从子至寅上"，第 328 条厥阴病欲解时"从丑至卯上"。我国古代以天干地支作为一种计时方法，子为夜半，午为日中，共分为12 个时辰，六经病欲解时每个条文以 3 个时辰为标准。三阳病的欲解时共计 9 个时辰，大多在白天，用 24 小时计时为 3 时至 21 时，共 18 小时，三者相接，但互不交搭。三阴病欲解时共 5 个时辰，大多在夜晚，用 24 小时计时为 21 时至次日早晨 7 时，共 10 个小时，且三者互为交融。以下就六经欲解时所提示的中医疾病时间治疗学作初步探讨。

一、对六经欲解时的认识

《黄帝内经》提出了"天人相应"理论，即"人与天地相参也，与日月相应也"（《灵枢·岁露》），"善言天者，必应于人"（《素问·气交变大论》），认为自然界发展变化的一般规律同人体生理变化的一般规律具有一致性，其核心思想是把天、地、人统一起来，把人作为整个宇宙的一个子系统，强调人与天的协调统一性。同时，人体的生理变化也与日节律相合，如《素问·生气通天论》云："故阳气者，一日而主外，平旦人气生，日中而阳气隆，日西而阳气已虚，气门乃闭。"说明了人体阳气的变动亦具有日节律的周期性规律。现代研究发现，人体内的钙、磷等物质有明显的季节性增减，人体某些内分泌腺的活动具有月节律或日节律的变化，人体的脉搏、体温、氧的消耗量、二氧化碳的释放量、通气量、排尿量及尿中氮含量等，都有昼夜起伏的不同。这些资料在一定程度上证实了《内经》关于天时与人体生理活动密切相关理论的科学性。刘豫淑等[1]对10例健康受试者的十二经五腧穴皮肤电阻进行连续十二时辰跟踪测定，其中手少阴心经电阻值的最高峰在丑、寅、卯三个时辰，其他十一经的电阻值也呈现相似的规律，认为该现象间接反映了十二经气血在十二时辰中有盛时和衰时。

《素问·金匮真言论》亦云："平旦至日中，天之阳，阳中之阳也；日中至黄昏，天之阳，阳中之阴也；合夜至鸡鸣，天之阴，阴中之阴也；鸡鸣至平旦，天之阴，阴中之阳也。故人亦应之。"说明天地阴阳的盛衰消长，使一天有昼夜晨昏的节律变化，而正常人体能按照这种日节律做出适应性变化。

《伤寒论》在《内经》天人合一的理论指导下，认为人与自然界息息相关，天地阴阳之运转，影响人体阳气之盛衰，对人体的生理活动、病理变化产生一定的影响，必然导致人体相应的产生气血盛衰和阴阳起伏的节律性变化。人得天地之气旺而能御邪，太阳、阳明、少阳、太阴、少阴、厥阴六经之经气在一昼夜各有当旺之时。

同时，《内经》还认为，病情的变化也同样具有时间节律。如《灵枢·顺气一日分为四时》曰："夫病者，多以旦慧昼安，夕加夜甚。"又曰："朝则人气始生，病气衰，故旦慧；日中人气长，长则胜邪，故安；夕则气始衰，邪气始生，故加；夜半人气入脏，邪气独居于身，故甚也。"目前，许多临床观察发现，心脏病、结核病症状夜甚于昼；冠心病、心绞痛、高血压、脑出血以及肺心病的恶化或死亡都以冬季为多；肾移植的排斥反应以7天为节律，而一天中的排斥时间又以夜间更为明显。这些现象与《内经》揭示的疾病具有时间节律的慧、安、加、甚等规律基本一致。六经病的欲解时，实际就是说，在一天的这个时间段这条经脉的阳气最旺盛，正邪斗争激烈，如果正气的力量大于邪气的势力，就为它驱邪外出创造了有利的条件，即病将要好之时。反之，如果此时正气的力量小于邪气的势力，那么症状就加重。因而，在某一经阳气旺盛的主时之时治疗和预防该经疾病，较非主时之时奏效为佳。已证实药物代谢酶活性具昼夜节律性，啮齿类动物的细胞色素 P450 含量、NADPH 细胞还原酶、二甲基亚硝胺脱甲基酶均具有昼夜节律性变化，且在动物活动中期（2 时）最高，在休息期（14 时）最低[2]，这些因素可导致药物的药动学可因用药时间不同而改变。

二、从六经欲解时看中医的时间治疗学

1. 太阳病欲解时——从巳至未上

一日之内，白天黑夜的阴阳序变，对机体气血阴阳的变化有一定的影响。太阳病为外感邪气侵犯机体后首先发病的经脉，主要表现为卫阳奋起抗邪。巳至未上为每日 9 时至 13 时，正值正午前后，是一天中太阳光照最强、阳气最旺盛的时候。此时间人体的阳气随自然界的阳气而盛于外，抗邪力量较强，有助于驱散表邪，使疾病有向愈的趋势。故《内经》有疾病"旦慧、昼安、夕加、夜甚"的描述。此时患者的外感症状，如鼻塞、流涕，头痛、身痛等都会有所减轻，为正气驱邪外出，正胜于邪的表现。反之，如果正不胜邪，此时也可能出现诸症状加重的表现。临床中对感冒等属于太阳病的疾病，在每日正午前后服药可以使机体既借助于人体和自然界的阳气，又借助于药物的扶正祛邪之力，顺利驱邪外出而痊愈，从而提高临床疗效。崔慧娟根据时间医学原理，以正午服用桂枝汤治疗发热患者，效果明显[3]。

2. 阳明病欲解时——从申至戌上

申时至戌时为 15 时至 21 时，是太阳逐渐西下至黄昏之时，自然界的阳气由隆盛状态逐渐趋向衰减。这段时间阳明经的阳气最旺盛，便秘、肠炎等属于阳明病实热内盛的疾病，其正不胜邪、激惹邪气所

出现的日晡潮热、谵语、腹满痛或绕脐痛、腹泻，也是发生在这个时间。阳明病多属于阳热亢盛之实热证候，此时乘自然界阳气之衰减，如果用泻下药，最易促使正气驱邪外出，泻热于外，所以阳明病的欲解时是在午后。方剂胃痛灵汤对胃黏膜保护作用以 15 时至 21 时最显著，可使吲哚美辛溃疡模型的昼夜节律消失，并明显提高胃组织和血清中 SOD 活性，降低 MDA 含量，对节律有调节作用[4]。

3. 少阳病欲解时——从寅至辰上

寅至辰上为凌晨 3 点到上午 9 点，此时自然界的阳气开始升发，少阳的阳气也最旺盛。如果少阳有邪气存留，此时正邪斗争激烈，口苦、咽干、头晕等少阳病的症状也会加重，特别是一些少阳胆气虚弱或精神抑郁、情绪化性格的人，会出现情绪低落、精神忧郁加重的表现。而少阳病的好转也是在清晨自然界阳气生发、少阳的阳气也开始生发的时间，少阳阳气旺盛，正邪斗争激烈，为正气驱邪外出创造了有利的时机，所以少阳病的欲解时就在清晨。对一些少阳胆气虚弱或精神抑郁、情绪化性格的人早晨用一些疏肝理气、抗忧郁的药，有助于疾病的康复。大柴胡汤利胆作用在子丑或戌亥时用药疗效最好[5]。

4. 太阴病欲解时——从亥至丑上

太阴病为脾胃虚寒证，亥至丑上是 21 点至次日 3 点，此时阴消阳长，阳得内生之助，有利于消除阴寒，因此夜晚服温补脾胃药最为有益。如太阴病腹泻的病人夜里可能会出现腹泻减轻，这意味着阳气恢复，阴寒减退，疾病减轻。唐容川说过："脾经得夜至阴之气，故有人曰昼不能食，至夜能食者，得脾至阴之旺气故也。"附子理中汤在巳、申、亥等时辰给药后，对脾阳虚家兔的体重、肛温均明显回升，以巳时施治效果最佳；且提高脾阳虚家兔的淋巴转化率及增强细胞免疫功能，也以巳时施治效果最佳[6]。

5. 少阴病欲解时——从子至寅上

子至寅上是 23 点至次日 5 点，所谓"子时一刻一阳生"。少阴病为心肾阳衰之证，子时以后，阴盛到了极点，意味着阴气要转衰，阳气虚到了极点，也意味着阳气要转复，此时如果得阳气之助，有利于消除全身阴寒，促进恢复。反之，如果正不胜邪，则会出现疾病的加重。《素问·脏气法时论》云"心病者，日中慧，夜半甚，平旦静"，《素问·标本病传论》称心病死于"冬夜半，夏日中"。目前，许多临床观察发现，心脏病、结核病症状夜甚于昼；冠心病、心绞痛、高血压、脑出血以及肺心病的恶化或死亡都以冬季为多；肾移植的排斥反应以 7 天为节律，而一天中的排斥时间又以夜间更为明显。这些也是对少阴病用药的一个很好的借鉴。中药生血方对荷瘤小鼠化疗的骨髓保护作用的最佳投药时间在子时[7]。

6. 厥阴病欲解时——从丑至卯上

厥阴病比较复杂，主要体现在阴寒内盛所导致的厥证方面。丑至卯上是早上 1 时至 7 时，此时阳气逐渐由衰转盛，厥阴得阳气之助，可以疏肝理气，驱散肝寒，对阳气不足造成的厥证、下利等有较好的治疗作用。当然由于肝体阴用阳，厥阴肝经与少阳胆经相表里，所以在欲解时间上及用药上有相似之处。

总之，六经欲解时在临床应用中有一定的指导作用，一定程度上可以帮助提高疾病的治疗效果，值得进一步深入研究。

（李卫强，朱西杰，魏雪红）

参考文献

[1] 刘豫淑，陈友梅，刘又香，等. 五输穴电阻值在十二时辰中变化的研究 [J]. 中国针灸，1997，（7）：401-402.

[2] 范晓玲，彭智聪. 国内中医时辰药理学研究进展及方向 [J]. 中国中西医结合杂志，2003，4（8）：1168-1169.

[3] 崔慧娟，翟双庆. 依时辰治病的临床应用 [J]. 河南中医，1992，12（4）：179-180.

[4] 张大振，石建喜. 胃痛灵汤对胃黏膜保护作用的时间节律研究 [J]. 河北中医，2002，24（12）：956-960.

［5］俞丽霞，杨建华，陈震，等. 大柴胡汤利胆作用与剂量及时辰的
关系［J］. 浙江中医学院学报，2000，24（4）：50-51.

［6］严桂珍，郑家铿，许少峰，等. 巳申亥时辰不同疗法对脾阳虚
家兔免疫功能的影响［J］. 福建中医学院学报，2001，10（2）：
14-18.

［7］张宗岐. 中医时间节律与恶性肿瘤的治疗规律［J］. 中国中西医
结合外科杂志，1995，1（5）：257-259.

脾胃病六经治法特点

《伤寒论》六经辨证开辟了中医辨证论治的先河，张仲景六经辨治体系的建立，使中医理论和实践结合之路由此畅通，使中医辨治疾病有章可循，有法可依。虽然传统思想上认为《伤寒论》六经辨治之法是针对外感病而设，但是近年来许多医家和学者认为，《伤寒论》六经辨治既适合于伤寒，又适合于内伤杂病。我们在中医脾胃病的治疗过程中发现，脾胃病如果从六经辨治方法出发，可以取得很好的治疗效果。现将《伤寒论》中脾胃病六经治法的特点总结如下。

一、太阳脾胃病——发表祛邪，鼓邪外出

太阳脾胃病的治疗，通过顾护胃气，资助汗源，以助正祛邪为主要治法。如太阳与阳明合病者，必自下利，此乃风寒之邪不得外解，内迫于肠，致传导太过，用葛根汤以发汗解表为先，使表解而里气自和，况葛根一味，既可辛散解表，又可升津止利，后世称为"逆流挽舟"之法。如《伤寒论》中"太阳病，桂枝证，医反下之，利遂不止，脉促者，表未解也；喘而汗出者，葛根黄芩黄连汤主之"（34条），此为外邪入里化热，热迫于肠，传导失司，用葛根芩连汤清热坚阴止泻，兼以透表。且重用葛根先煮取汁，取其辛凉升散之性，从里宣透于外。如果外邪不解，邪入脾胃，导致中焦虚寒，气血不足而患者腹中急痛，心悸而烦，急当用小建中汤，为桂枝汤倍芍药加饴糖，外证得之则解肌和营卫，内证得之则化气调阴阳。既可调补气血，缓急止痛，又可扶正，以助祛邪外出。张仲景在《伤寒论》中还明确指出"伤寒，不大便六七日，头痛有热者，与承气汤。其小便清者，知不在里，当须发汗"（56条），"下利，腹胀满，身体疼痛者，先温其里，乃攻其表"

（372 条），"后身疼痛，清便自调者，急当救表"（91 条），"太阳与阳明合病，喘而胸满者，不可下，宜麻黄汤"（36 条）。从以上条文可见，太阳病所致脾胃病的发生，外邪是其主要致病因素，所以发表祛邪，鼓邪外出是其主要治法。

二、阳明脾胃病——通下祛邪

阳明病主要病理改变为气分大热和腑实燥结，所以气分大热在胃或伤及胃津，大热、大渴或口中燥渴，或口干舌燥者，以白虎汤直清阳明里热。而对于阳明腑实燥结之证，可用调胃承气汤温顿服之，以调胃气。当"胃气不和，谵语者"，可"少与调胃承气汤"（29 条）；"若腹大满不通者，可与小承气汤微和胃气，勿令至大泄下"（208 条）。又"下利谵语，有燥屎也，宜小承气汤"（374 条）；"若吐若下后，不解，不大便五六日，上至十余日，日晡所发潮热……大承气汤主之。若一服利，则止后服"（212 条）。从以上可见，胃肠为囊性器官，主受盛、腐熟、消化食物，受损后邪气留于中，胃失和降，脾失健运，谷反为滞，气机壅滞。所以胃肠病的病理特点以"滞"为主，治疗的关键是以通为用，以通为顺，通降是治疗胃肠病的主要方法。正如叶天士所说："脾宜升则健，胃宜降则和。"胃气以通为顺，以降为贵，此是治疗胃肠病之精义所在。

三、少阳脾胃病——和解

少阳病位在半表半里，少阳病邪犯脾胃，默默不欲饮食，心烦喜呕，用小柴胡汤治疗，属于和解少阳，展利枢机之剂。仲景指出本方可使"上焦得通，津液得下，胃气因和，身濈然汗出而解"（230 条），据"伤寒中风，有柴胡证，但见一证便是，不必悉具"（101 条）之例，有"胸满胁痛而呕"或"潮热"者，均主用小柴胡汤。但因证候小有差异，治法当又有所不同，故于和解方中，又须妥为加减化裁，方可臻于完善。当阳明里实已成时，"先宜服小柴胡汤以解其外，后以柴胡加芒硝汤主之"（104条），"伤寒十余日，热结在里，复往来寒热者，与大柴胡汤"（136条）。结合"呕不止，心下急，郁郁微烦者，为未解也，与大柴胡汤。下之则愈"（103条）可见，病由中焦湿热，肝胆不得疏泄，乘脾为腹痛，犯胃则呕，用柴胡汤和解少阳，攻下里实，乃为治本之法。

四、太阴脾胃病——理中

太阴主寒湿之化，治疗以温中为主，立方如理中汤（丸）、甘草干姜汤之类。"理中者，理中焦"，可以证明其治疗之大义。若"大病差后，喜唾，久不了了，胸上有寒，当以丸药温之，宜理中丸"（396条），此乃脾虚中寒不能摄液所致，方用理中丸温中缓图，属正治之法。但当太阳与太阴并病，里寒加剧，中虚脏寒，出现"利下不止，心下痞硬，表里不解者，桂枝人参汤主之"（163条），以人参汤温中寒，加桂枝以解表散寒，自是表里双解之法。甘草干姜汤为理中之半，多用于太阴病范畴，本方于温中复阳中并有降逆止呕的作用，可治疗伤寒兼阴阳两虚证，误用汗法致阴阳两伤加重之肢厥，"咽中干，烦躁吐逆"。所以张仲景明确指出"自利不渴者，属太阴，以其脏有寒故也，当温之，宜服四逆辈"（277条），可一言而概之太阴脾胃病的治疗大法。

五、少阴脾胃病——扶阳抑阴

少阴属心肾，主里，少阴虚寒也易致脾胃功能下降，当以抑阴扶阳为治疗大法。当少阴病腹痛，小便不利，四肢沉重疼痛，自下利时，为水寒侮土，故用附子温肾壮阳使水有所主，白术燥湿健脾，使水有所制，生姜宣散并有散水之意，茯苓淡渗，佐白术健脾，芍药敛阴和营，此为温肾健脾，扶阳抑阴之治，如"少阴病，得之一二日，口中和，其背恶寒者，当灸之，宜附子汤主之"（304条）。当少阴阳虚，则肾不暖土，脾阳亦弱，则口淡无味，不欲饮食，治本之法，当助阳消阴。如尤在泾《伤寒贯珠集》论附子汤："气虚者，补之必以甘，气寒者，温之必以辛，甘辛合用，足以助正气而散阴邪，人参、白术、茯苓、附子是也。，而病属阴经，故又须芍药以合阴气，且引附子入阴散寒，所谓向导之兵也。"

当"少阴病，吐利，手足逆冷，烦躁欲死"（309 条）时，此为阴盛阳虚，正邪剧争，并夹有肝气乘胃，当用吴茱萸汤，温肝暖胃，通阳而泄浊。少阴并肝胃气滞，阳郁致厥，肝胃不和，症见"四逆……或腹中痛，或泄利下重者，四逆散主之"（318 条）。用枳实形圆臭香，胃家之宣品，所以宣通胃络，芍药疏泄经络之血脉，甘草调中，柴胡启达阳气而外行，阳气通而四逆温矣。但当少阴统摄无权，下利便脓血时，当用桃花汤温肾固涩。如果少阴内出阳明，阳明燥实灼伤真阴，证重势急，转为少阴急下之证，或"口燥"（320 条），或"自利清水"（321 条），或"腹胀，不大便"（322 条），用大承气汤急泻胃火以救肾水，应另当别论了。

六、厥阴脾胃病——土木两调，清上泻下

《伤寒论》认为，厥阴肝经为风木之脏，内寄相火，木能疏土，参与消化，病入厥阴则木火上炎，疏泄失常，因而发生上热下寒的胃肠证候。方用乌梅丸治疗，重用乌梅，既能滋肝，又能泄肝，酸与甘合则滋阴，酸与苦合则泄热，辛与甘合，能够温阳，辛与苦合，又能通降，所以用于厥阴病阴阳两伤，木火内炽，最为见当。而对于胃热脾寒，误吐伤胃，误下伤脾，误用吐下，脾胃更伤之寒热相格更甚，出现"食入即吐"，用干姜黄芩黄连人参汤治疗，本方苦寒泄热，辛温通阳，如《长沙方歌括》所说："芩连苦降借姜开，济之人参绝妙哉，四物平行各三两，诸凡拒格此方该。"若肺热脾寒出现手足厥逆，脉不至，咽喉不利，唾脓血，泄利不止，用麻黄升麻汤发越阳气，清上温下。

（梁岩，朱西杰，李卫强）

六经辨治乙肝探析

乙型肝炎（hepatitis B，HB）（以下简称"乙肝"）是一种危害较大的临床常见传染性疾病，发病率高，极易慢性化，且病情缠绵难愈，治疗难取捷效。《伤寒论》虽是一部以阐述外感热病诊治为主的经典著作，但其中不乏杂病辨治。清代医家柯韵伯说："张仲景之六经，为百病立法，不专为伤寒一科，伤寒杂病，治无二理，咸归六经之节制。"[1]临床运用《伤寒论》六经辨证指导乙肝治疗，均获较好疗效。

一、太阳肝病辨治

现代医学认为，乙肝为免疫介导性疾病，其病情轻重和机体免疫应答状况关系密切，免疫发病原理是乙肝发病的重要机制[2]。中医将乙肝归属于温病范畴，乙型肝炎病毒（hepatitis B virus，HBV）属"疫毒"之气，临床中不少患者为乙肝携带者，平素正邪平衡，处于免疫耐受状态而不发病。太阳居六经之首，主一身之表，故外邪侵袭，太阳首当其冲，有"六经藩篱"之称。此类患者多素体湿热内蕴，在饮食失当、劳累等机体正气不足的因素诱发下，外邪犯及太阳，正邪相争，营卫失和，正气亏虚，不能抵御外邪，HBV 在机体免疫耐受被打破的情况下大量复制，外邪加之湿热蕴蒸造成急性肝炎的发生。临床常见恶寒、发热等表证，伴有身黄、目黄如橘色，小便不利而色黄，心烦，口渴，身痒，甚见水肿等肝病症状，因此临床中有"感冒加胃炎"时当注意患者肝炎发病之训。此种肝病即属于太阳肝病。

我们结合病证特点，以祛风解表、清利湿热为法，应用《伤寒论》262 条麻黄连轺赤小豆汤化裁治疗。原文云："伤寒瘀热在里，身必黄，麻黄连轺赤小豆汤主之。"综观麻黄连轺赤小豆汤之组方特点，以麻黄、生姜发散太阳寒邪，以梓白皮、赤小豆等通利阳明湿热，茵陈、虎杖等增强清热利湿退黄之效，可适当加入丹参、赤芍。现代药理研究表明[3]，丹参、赤芍具有保肝护肝、活血化瘀、抗肝纤维化、调整免疫功能等作用，并能增强吞噬细胞活力，可促进 HBsAg、HBeAg、HBV-DNA 阴转及肝细胞的修复，改善肝功能。

二、阳明肝病辨治

胃主燥、主降，主受纳、腐熟水谷；脾主湿、主升，主运化传输。病邪侵袭阳明，致使胃肠功能受损，邪从燥热之化。阳明热邪不解，与太阴脾湿相合，湿热郁于中焦，热不得外泄，湿不得下行，湿热熏蒸肝胆，而致身黄、发热、小便不利者，为阳明发黄证。多在乙肝的急性发病期间，临床可见黄疸色鲜明、恶心厌油腻、小便短少黄赤、身倦乏力等，辨证属于阳明肝病，《伤寒论》原文236条曰："阳明病，发热，汗出者，此为热越，不能发黄也。但头汗出，身无汗，齐颈而还，小便不利，渴引水浆者，此为瘀热在里，身必发黄，茵陈蒿汤主之。"260条言："伤寒七八日，身黄如橘子色，小便不利，腹微满者，茵陈蒿汤主之。"

湿热发黄往往有一个病机演变的过程，多由湿热蕴结中焦引起，故治以清热利湿、逐瘀退黄为主。茵陈蒿汤为治疗湿热发黄的首选方，以通腑泄浊、荡涤实热为主，大凡湿热交蒸引起的肝病，均可以本方化裁治疗。方中以茵陈蒿清热利湿退黄为主；栀子清三焦邪热而通利水道；大黄通腑泄热、活血退黄。现代药理研究证明[4]，茵陈、大黄、栀子这3味药物均有促进胆汁分泌和松弛奥迪括约肌的功效，具有利胆保肝的药理作用。可显著降低转氨酶，抑制肝细胞发炎、肿胀、变性、脂肪变及坏死等。

三、少阳肝病辨治

脾为湿土，胆寄相火，湿从脾来，热从胆来。肝、胆、脾关系密切，生理上相辅相成，病理上相互影响。脾失健运则胆失通利，郁而化热，胆失通利则脾失健运，郁而生湿，湿热交蒸，难解难分。脾失健运、胆失通利都可影响肝的疏泄。肝失疏泄也可影响脾的运化和胆的通利。所以肝、胆、脾功能失调是慢性乙肝的基本病理，湿热证候是基本证候。这是临床上经常见到各种证候都可兼有湿热的原因。胆郁气滞、脾失健运临床见口苦、胁肋胀满、纳呆、呕恶、厌油腻，甚至出现身目发黄、尿黄等胆腑湿热证候，辨证属于少阳肝病。

临床中以疏肝利胆、清热利湿为法，以《伤寒论》中小柴胡汤、大柴胡汤等方药来治疗。其中小柴胡汤可疏肝利胆，临床用于治疗慢性乙肝、肝纤维化，疗效持久，可有效提高患者生存质量和治疗效果。此外，在乙肝的慢性化过程中，还可出现患者情绪不畅，胁肋部胀闷不适，食纳一般或纳呆，大便溏薄或黏滞不爽，舌质淡或淡胖，多有齿痕的肝郁脾虚证，临床中我们多选用柴胡桂枝干姜汤治疗；对胃脘部胀满较明显的患者，多以治疗心下痞的柴胡桂枝汤化裁，疏泄肝胆气机，调整中焦斡旋功能以取效。

四、太阴肝病辨治

太阴脾为湿土之脏，为气机升降之枢纽，脾胃功能失常是内湿产生的根源。薛生白在《湿热病篇》中指出"中气实则病在阳明，中气虚则病在太阴"，中气盛衰决定着湿邪的转化，素体中阳偏旺者则邪从热化而病变偏于阳明胃，素体中阳偏虚者则邪从寒化而病变偏于太阴脾。张仲景在《金匮要略·黄疸病脉证并治》中说"见肝之病，知肝传脾，当先实脾"，还指出"脾色必黄，瘀热以行"。《类证治裁·肝气肝火肝风论治》有"肝木性升散不受遏郁，郁则经气逆，为嗳，为胀，为呕吐，为暴怒胁痛，为胸满不食……皆肝气横决也"。即在乙肝患者肝郁气滞的基础上乘及脾土，致脾升清降浊失常出现脘痞腹胀、纳差便溏、身倦乏力等脾虚证候，乙肝慢性化时间较长者，可出现肝区不适，肝脾肿大，面色黄而晦暗无泽、或黑，舌质紫暗或有瘀点、瘀斑，甚者舌下脉络青紫、迂曲，脉细涩，并可见蜘蛛痣、肝掌，肝功检查则胆红素、球蛋白升高，其原因多由湿热瘀毒结聚肝脾所致，此即太阴肝病。

《伤寒论·太阴病脉证并治》中提出："自利不渴者，属太阴，以其脏有寒故也。当温之，宜服四逆辈。"我们临证中针对脾虚为主的慢性乙肝患者，以健脾和胃、利湿退黄为法，多选用理中丸化裁，温健中阳。方中干姜温脾阳、祛寒邪，人参补气健脾，白术健脾燥湿，炙甘草益气健脾，在此基础上可加入丹参、黄芪、桂枝、生山楂、灵芝等活血益气之品。此外，还遵从"宜服四逆辈"的用药原则，适当加入补骨脂、肉苁蓉、枸杞、桑寄生、杜仲等补肾之品增强脾运，疗效较佳。对于出现肝脾肿大等肝病病证，可以在理中丸基础上配合《金匮要略》鳖甲煎丸或大黄䗪虫丸，或加入生牡蛎、鳖甲、白芷、僵蚕等药物软坚散结、祛风胜湿，攻补兼施，攻不伤正。

五、少阴肝病辨治

少阴为水火之脏，真阳命火潜藏之处。肾藏精，肝藏血，二者母子相生，精血同源，《张氏医通》曰："气不耗，归精于肾而为精；精不泄，归精于肝而化清血。"同时，肝肾经气互通，八脉共隶，张介宾《类经·藏象类》云"肝肾为子母，其气相通也"，指出肝肾通过经气相互灌注而沟通联系。再者肝肾同居下焦，共寄相火，朱丹溪《相火论》云："（相火）见于人者寄于肝肾二部，肝属木，而肾属水也。"因此，慢性乙肝在病程发展过程中可以出现肝损及肾之证，表现为畏寒肢冷、精神疲惫、少腹冷痛、腰膝酸软、腹胀便溏、脉沉弱细等肾阳虚证候；或头晕、目眩、两目干涩、口燥咽干、失眠多梦、五心烦热、胁部隐痛、腰膝酸软等肝肾阴虚证候。此即少阴肝病。

我们临床治疗中，遵从少阴寒化、热化的不同分证，寒化多以真武汤或肾气丸随证化裁施治，温阳补肾，助肾气化；针对热化病证，则滋阴补肾，选用黄连阿胶汤化裁，《伤寒论》中治"少阴病，心中烦，不得卧"，以此促进"心肾相交，水火即济"。方中黄连苦寒入心经以直折君火，黄芩苦寒入肝胆以清相火，白芍酸寒柔肝养血，阿胶、鸡子黄滋助心肾之阴，如此使水升火降，心肾交则诸症自除。亦可以配合二至丸、左归丸、左归饮、寿胎丸等补肾良方为治。

六、厥阴肝病辨治

厥阴主风木，与胆相表里，下连少阴寒水，上承心包相火，同时厥阴与脾胃关系密切，故厥阴病较为复杂，有些证候相当危重。《伤寒论》326条曰："厥阴之为病，消渴，气上撞心，心中疼热，饥而不欲食，食则吐蛔，下之利不止。"肝主藏血，内寄相火，体阴而用阳，性喜条达而主疏泄。慢性乙肝发展后期，肝之功能损伤较重，一身气机失于疏泄，则影响各个脏腑，可见消渴、心慌心悸、胃痛反酸、腹痛腹泻等症。按照现代医学解释，一是肝脏功能失调，乙肝病毒对患者胰岛素具有一定的抵抗作用和抑制作用，从而致使乙肝患者血糖上升，出现肝源性糖尿病[5]；二是导致肠道菌群失调，出现胃痛反酸、腹痛腹泻等症[6]；三是产生一些器质性病变，如肝脾肿大、肝硬化，严重则发展为肝癌。此即厥阴肝病，在病证表现上以寒热错杂为主。

我们临证治疗上以平调寒热、柔肝养肝为法，多选用《伤寒论》乌梅丸化裁治疗。方中乌梅酸敛入肝，柔肝养肝；当归温补肝血，肝体得血以养；黄连、黄柏泻肝邪热；干姜、蜀椒温中。正如《金匮要略》所言："夫肝之病，补用酸，助用焦苦，益用甘味之药调之。"同时可随证配合二至丸、失笑散、金铃子散等。若出现肝脾肿大、肝硬化等病证时，选用《金匮要略》大黄䗪虫丸和鳖甲煎丸，寒热并用，攻补兼施，扶正祛邪、消瘀化积。研究表明[7]，鳖甲煎丸与大黄䗪虫丸均可使肝纤维化指标下降，血流动力学指标改善，两药联合使用效果更加明显。

七、结语

乙肝的治疗非常复杂，因为它不同于其他疾病，只要证候消失，病情就好转。乙肝除了证候外，最主要的还是病毒标志，不管中医还是西医治疗乙肝都无法回避病毒标志的问题。因此，将乙肝六经辨治与现代医学乙肝发病相结合进行探析，在临床治疗中多获良效，为临床乙肝的证治提供了一个较好的治疗思路，值得进一步深入探讨。

（关芳，艾梦环，李卫强）

参考文献

[1]［清］柯韵伯. 伤寒来苏集［M］. 上海：上海科学技术出版社，1959：3.

[2] 孙玉凤，王娜. 病毒性肝炎［M］. 北京：科学技术文献出版社，2011：274.

[3] 王俊杰. 中西医结合治疗慢性乙型肝炎 138 例临床观察［J］. 中华中医药杂志，2004，19（11）：654-655.

[4] 冷静. 茵陈蒿汤药理作用和临床应用进展［J］. 内蒙古中医药，2016，35（7）：131-133.

[5] 邓茂林，柯贵宝，胡小丽，等. 乙型肝炎肝硬化患者血清 IL-17、IL-23、CPR 三者关系的探讨［J］. 安徽医学，2015，36（1）：34-36.

[6] 王宝恩，张定凤. 现代肝脏病学［M］. 北京：科学出版社，2003：390-410.

[7] 陈明，杨慧芳. 鳖甲煎丸联合大黄蟅虫丸抗肝纤维化的临床研究［J］. 实用中西医结合临床，2006，6（2）：38-39.

肠炎六经辨治探析

肠炎是由于细菌、病毒、真菌或寄生虫因素而引起的一种肠道炎症，包括小肠、结肠和直肠的炎症，《黄帝内经》称其为"肠澼""赤沃"，如《素问·太阴阳明论》言："入五脏则䐜满闭塞，下为飧泄，久为肠澼。"《素问·至真要大论》言："少阴之胜……腹满痛，溏泄，传为赤沃。"《难经·五十七难》按邪犯部位将其分为"五泄"。《伤寒论》多以"下利"论述，其中涉及原文有84条，有明确用方的42条，涉及方剂32首，这些方剂散在于《伤寒论》的六经病证之中。我们在临床中运用《伤寒论》六经辨证指导肠炎的治疗，取得较好疗效，总结如下。

一、三阳经辨治肠病

1. 太阳肠病辨治

太阳为一身之藩篱，主一身之表，其卫气由脾胃化生，经膀胱气化布于肌表以抵御外邪侵袭。当外邪侵袭人体时，太阳之气奋起抗邪，致卫外失司而见恶寒发热，或表邪未解、内陷于阳明胃肠，也可出现影响脾胃升清降浊功能的表现，即上吐下泻，临床多称之为胃肠型感冒，在《伤寒论》太阳病中以表里同病的形式出现，此即太阳经肠病。

《伤寒论》第32条言："太阳与阳明合病者，必自下利，葛根汤主之。"为外邪侵袭人体，太阳表邪不解，内迫阳明，致肠道传化失司而见下利。通常治以葛根汤发汗解表，升清止利，方中葛根性辛味甘，既可辛散解太阳之表邪，又可入脾胃经升津止利，使脾胃清阳上升而行止利之效。二者为失治或误治后表邪未解、内陷于阳明胃肠，所致表里同病的协热下利。如第34条言："太阳病，桂枝证，医反下之，利遂不止，脉促者，表未解也；喘而汗出者，葛根黄芩黄连汤主之。"此为太阳表证尚未解，然医者误用下法，使邪陷阳明，迫于肠腑而致下利，常表现为身热、喘而汗出、下利不止、肛门灼热，伴有胸脘烦闷、口干渴、脉数等，以葛根黄芩黄连汤解表清里，治疗下利肠病。再如第163条言："太阳病，外证未除而数下之，遂协热而利，利下不止，心下痞硬，表里不解者，桂枝人参汤主之。"此为太阳病误下，损伤脾阳则精微不升，故见下利不止。方有执在《伤寒论条辨》中言"误下则致里虚，外热乘里虚而入里，里虚遂协同外热变而为利"，治以桂枝人参汤解表温中而下利得止。

此外，还有第91条为太阳伤寒误下，致下利清谷不止与身体疼痛并存，即以下利为急为重之表里同病，处理上当以四逆汤救里止利为先，桂枝汤解表调和营卫为次。

2. 阳明肠病辨治

阳明为二阳，是人体抵御邪气的第二道屏障，外邪进一步发展，突破太阳而内传可进入阳明，形成阳明肠病。从《伤寒论》阳明病篇来看，此经病证随着患者的阳气旺盛程度，即患者的禀赋情况，素体阳旺者可从热化形成阳热炽盛、胃肠燥屎内结、迫津外泄的热结旁流之热证肠病下利；素体脾胃阳虚患者可从寒化而成大便初硬后溏的寒证肠病下利。

阳明热证肠病下利，如《伤寒论》第256条言："阳明少阳合病，必下利……脉滑而数者，有宿食也，当下之，宜大承气汤。"此为邪热偏重阳明之里，阳明属胃土而能化燥，少阳属胆木而能化火，火燥相结，邪热过盛，直走大肠，使大肠传导功能失常，出现热结旁流之阳明腑实证，治当以大承气汤峻下热结，属于通因通用治疗肠病下利之法。方中大黄为君，芒硝与其相须为用，更添泻下热结之功，如张锡纯在《医学衷中参西录》中言："用芒硝者，取其性寒味咸，善清热又善软坚，且兼有攻下之力，则坚结之燥粪不难化为溏粪，而通下矣。"又有厚朴、枳实行气散结、消痞除满，并助硝、黄荡涤积滞，加速热结排泄，热泻而下利得止。

阳明寒证肠病下利，如《伤寒论》第 191 条言："阳明病，若中寒者，不能食，小便不利，手足濈然汗出，此欲作固瘕，必大便初硬后溏。所以然者，以胃中冷，水谷不别故也。"此为邪随寒化，胃腑失于和降，水谷清浊不分之阳明寒利证。第 243 条指出："食谷欲呕，属阳明也，吴茱萸汤主之。"对于阳明虚寒呕、利之证，可以采用吴茱萸汤以温中散寒、升清降浊、和胃止呕止利。

3. 少阳肠病辨治

少阳为一阳，外邪经太阳表证、阳明里证之后，进入阴阳经脉气机分界枢纽之少阳，即半表半里，正邪相争，枢机不利，一则为少阳自身气郁化火，胆火内郁下迫肠道之热利肠病，一则为胆气郁滞、乘犯及脾的泄泻、便溏之寒利肠病。

热利肠病证治，如第 165 条言："伤寒发热，汗出不解，心中痞硬，呕吐而下利者，大柴胡汤主之。"此为少阳胆经热邪下迫肠腑则发为热证下利之肠病，治以大柴胡汤清泄少阳，通下邪热，热清则利止。再如第 172 条言："太阳与少阳合病，自下利者，与黄芩汤。"此亦以少阳证为主，少阳胆火内郁不伸，致邪热下趋胃肠，胃肠功能失司则发为下利，主要以大便不爽、腹痛下重、肛门灼热以及有红白黏秽等为表现，治以黄芩汤清热止利。方中黄芩味苦性寒，苦能泄能燥，可清泄肝胆邪热，燥湿止利；芍药性寒味酸，可养血补阴，缓急止痛；甘草、大枣和中缓急，共奏清热止利止痛之功效。

关于少阳寒利肠病证治，《伤寒论》第 147 条言："伤寒五六日，已发汗而复下之，胸胁满（阳）微结，小便不利，渴而不呕，但头汗出，往来寒热，心烦者，此为未解也，柴胡桂枝干姜汤主之。"北京中医药大学陈慎吾教授指出柴胡桂枝干姜汤在"少阳病有阴证机转"；刘渡舟教授按胆热脾寒对本方主症进行解释，在其《伤寒论十四讲》中明确指出本方"治胆热脾寒，气化不利，津液不滋所致腹胀、大便溏泻、小便不利、口渴、心烦、或胁痛控背、手指发麻、脉弦而缓、舌淡苔白等证"，应用本方应以口苦、便溏为主症，因此本方是少阳寒利肠病证治的主方，临床多获较好疗效。

二、三阴经辨治肠病

1. 太阴肠病辨治

太阴病为三阳经气耗损，无力抗邪，外邪由此进一步深入阴经，以"腹满而吐，食不下，自利益甚，时腹自痛"为提纲，反映了太阴病脾阳虚弱，运化失司，寒湿内生，升降失常的基本病理机制[1]。病邪传至阴经，太阴首当其冲，为三阴病证的初始阶段，太阴属脾土，脾喜燥恶湿，脾虚升清降浊失常，湿浊下注肠腑而见下利，故太阴肠病多以脾虚寒湿为病变特点。第277条云："自利不渴者，属太阴，以其脏有寒故也，当温之，宜服四逆辈。"《医宗金鉴》指出："自利不渴，则为里有寒，属阴也。今自利不渴，知为太阴本脏有寒也，故当温之。"此为脾阳虚损，湿浊内生困脾，致脾运化水湿功能失调，寒湿下注肠腑而利。"当温之"为太阴肠病之治疗法则，意在温阳健脾、祛寒燥湿，治疗当以"四逆辈"，即在理中丸、理中汤之类方剂的基础上，配合温补肾气之品，如四逆汤之类方剂，或附子、肉桂、小茴香、吴茱萸、乌药、巴戟天等药物，通过温补肾气增强脾气、恢复脾阳、促进水湿运化有常，提高临床太阴肠病的治疗效果。

2. 少阴肠病辨治

六经病变发展至少阴阶段，可出现心肾阳气亏虚、全身性阴阳衰败的表现[2]。少阴内蕴真阴真阳，随患者体质可出现寒化、热化之别。一者为少阴寒化，肾阳亏损，脾阳之锅下无火，肠腑虚寒，传化失司所致，可见大便稀溏、完谷不化等；甚则下利日久，肾阳愈衰，下焦失固，滑脱不禁；或少阴阳虚水泛，寒水下达肠腑，可见下利、腹痛等。如《伤寒论》第314条言："少阴病，下利，白通汤主之。"第315条言："少阴病，下利，脉微者，与白通汤。"此为阴盛格阳于外而有里寒外热者，可见下利、脉微、恶寒、肢厥、面赤等表现，治以白通汤破阴回阳，宣通止利。此外，原文第306条、307条所言"下利不止"及"下利便脓血者"，此为脾肾阳气愈衰，下焦失于固摄出现滑脱不禁、下利脓血之虚寒下利，当以桃花汤温阳止利、涩肠固脱。再如第316条云"小便不利，四肢沉重疼痛，自下利者"，此为少阴阳虚水泛之证，水寒之邪外犯肌肤四肢，则四肢沉重疼痛，内达肠腑则下利腹痛，当以真武汤治之。以上皆为少阴阳虚寒化之下利。

再者为少阴热化，误用火劫强责发汗而致津液内伤，阴虚则热，症见咳而下利，小便难，伴有心烦不得眠，口燥咽干，舌红脉细数等表现的少阴热证肠病。如第319条言："少阴病，下利六七日，咳而呕渴，心烦不得眠者，猪苓汤主之。"此为少阴阴虚有虚热，水热互结所致下利。阴液不足，加之水热互结，渗泽肠腑，故发下利，治以猪苓汤养阴清热、渗水止利。

除少阴寒化和热化肠病下利外，还有一种是少阴阳郁之下利，如原文318条言："少阴病，四逆，其人或咳，或悸，或小便不利，或腹中痛，或泄利下重者，四逆散主之。"此因肝肾同源，少阴不足致肝气疏泄无力而郁滞不畅，木横侮土，三焦水道不利，水液潴留，下迫肠道而见腹痛，或泄利不爽、里急后重，可用四逆散治疗。方中柴胡疏肝解郁，枳实行气散结，炙甘草调和肝脾，芍药柔肝缓急和中，诸药合用，使肝气条达，郁阳得伸，则肢厥、下利自愈。

3. 厥阴肠病辨治

厥阴经为阴经之终，阳经之始，病至厥阴，一般为疾病发展的最后阶段。因厥阴主司阴阳之气交接，其病证多以阴阳对峙、寒热交错、厥热胜复为主，故《伤寒论》中厥阴肠病下利可分为热厥下利、寒厥下利及上热下寒下利。

厥阴肠病下利，如第371条言："热利下重者，白头翁汤主之。""热利"即厥阴肝经热邪下迫大肠所致下利臭秽、肛门灼热、小便黄赤等，肝经热邪迫于血分，热伤血络，蕴而化脓，致利下脓血，当以白头翁汤清泻肝热、凉血止利。

厥阴寒厥下利，如第 370 条言："下利清谷，里寒外热，汗出而厥者，通脉四逆汤主之。"此因脾肾阳衰，阴盛格阳，阳不固阴，故见下利清谷、里寒外热、汗出、脉微欲绝等，当以通脉四逆汤回阳通脉止利。

厥阴肠病上热下寒下利，如第 338 条："伤寒，脉微而厥……乌梅丸主之，又主久利。"张锡纯指出："其因伏气化热，窜入肝经，遏抑肝气太过，能激动其疏泄之力上冲，亦可激动其疏泄之力下注以成下利。"主要病机为阴阳不相顺接、上热下寒、寒热错杂之厥阴肠病下利，治以乌梅丸清上温下，待寒热平调，阴阳平衡则下利自止。寒热错杂之下利还包括 359 条之干姜黄芩黄连人参汤证，此乃寒性下利经误治后形成的寒热错杂之呕吐下利，以干姜黄芩黄连人参汤寒温并用、辛开苦降、调整气机而呕利并止。

此外，厥阴病第 356 条言："伤寒厥而心下悸者，宜先治水，当服茯苓甘草汤，却治其厥；不尔，水渍入胃，必作利也。"此为厥阴阳虚，助脾胃运化水湿无力，水湿留胃、迫肠，也可出现下利，故以茯苓甘草汤通阳化气利水而达止利之效。

三、结语

肠炎在临证中虽病性复杂难辨，病情变化多端，但若在临床中遵循张仲景"观其脉证，知犯何逆，随证治之"之训，将六经辨证运用于肠病诊治，化繁为简，便可收到事半功倍的效果。

（景燕燕，李卫强）

参考文献

［1］李楠. 中医四大名著伤寒论［M］. 沈阳：辽海出版社，1970：199-200.

［2］李灿东，吴承玉. 中医诊断学［M］. 北京：中国中医药出版社，2017：201-206.

《伤寒论》抵当汤防治早期老年痴呆

《伤寒论》第 237 条云："阳明证，其人喜忘者，必有蓄血，所以然者，本有久瘀血，故令喜忘，屎虽硬，大便反易，其色必黑者，宜抵当汤下之。"本论原为阳明邪热与宿有的瘀血相结所致的阳明蓄血证而设，历代注家对此似无歧义。而文中关于抵当汤能主治"喜忘"一症的论述，却饶有跌宕之理趣，颇能引人入胜，催人深思。我们谨从抵当汤可防治早期老年痴呆，能够迅速改善老年痴呆患者的健忘症状的角度，探讨《伤寒论》抵当汤的立方依据，以及对临床运用中医药防治早期老年痴呆研究思路的启迪，兹论于此。

一、老年痴呆与瘀血证

"喜忘"一症，早见于《内经》。《素问·调经论》云："帝曰：余已闻虚实之形，不知其何以生。岐伯曰：气血以并，阴阳相倾，气乱于卫，血逆于经，血气离居，一实一虚。血并于阴，气并于阳，故为惊狂。血并于阳，气并于阴，乃为炅中。血并于上，气并于下，心烦惋善怒。血并于下，气并于上，乱而喜忘。"指出"气血以并，阴阳相倾，气乱于卫，血逆于经，血气离居"为精神意识障碍之病机所在，"血并于阴，气并于阳""血并于下，气并于上"则发为"惊狂"或"喜忘"；"血并于阳，气并于阴""血并于上，气并于下"则见"炅中"或"善怒"。可见"惊狂"与"喜忘"的病机相同，均为血并于阴下，气并于阳上。又《灵枢·大惑论》有："黄帝曰：人之善忘者，何气使然？岐伯曰：上气不足，下气有余，肠胃实而心肺虚，虚则营卫留于下，久之不以时上，故善忘也。"张景岳注曰："下气有余，对上气不足而言，非谓下之真实也。心肺虚于上，营卫留于下，则神气不能

107

相周，故为善忘，阳衰于上之兆也。"深刻地阐述了"喜忘"之病理机制是"上气不足，下气有余，肠胃实而心肺虚"。所谓的"上气不足"则指"阳衰于上""心肺虚于上"；而"下气有余"则指"肠胃实"。对论中"肠胃实"的理解无疑是理解经典主旨之关键。"肠胃实"从字面看，其意无非有二，其一"肠胃实"指阳明胃肠有实邪阻滞，如邪热蓄血互结于阳明胃肠，可致"喜忘"，说明胃肠有实邪阻滞病机在先，而"喜忘"病机在后。其二，"肠胃实"指阳明胃肠功能健常，相对于"上气不足"而言则为"实"，即张景岳所注的"非谓下之真实也"，说明"上气不足"而"喜忘"病机在先，阳明肠胃功能健常之机在后。倘若结合临床实际，则不难得出此处的"肠胃实"当指阳明胃肠功能健常为妥这一结论，诚如先贤张景岳所注的"下气有余，对上气不足而言，非谓下之真实也"。再结合《伤寒论》原文有关"喜忘""发狂"等精神意识障碍的论述，很容易看出仲景《伤寒论》承启《内经》辨治思想的渊源脉络关系。《伤寒论》分别设桃核承气汤证与抵当汤证主治"发狂""喜忘"，明显承启了《内经》"血并于阴，气并于阳""血并于下，气并于上"则发为"惊狂"或"喜忘"的发病思想。而"发狂""喜忘"等显系精神意识障碍，从现代医学角度看，其病位当在脑，故桃核承气汤与抵当汤能够主治脑病则确凿无疑。无论是现代中医临床，抑或现代药理研究，均证明了运用桃核承气汤与抵当汤治疗脑系病证已极为普遍，且疗效肯定。

二、从瘀血论治老年痴呆之机制

老年痴呆是老年期发生的一种大脑慢性退行性疾病。以进行性远近记忆力障碍等精神活动障碍为主要症状，以神经元纤维缠结为主要病理改变的进行性神经变性疾病。属中医学"呆病""愚痴""神呆""喜忘"等范畴。自《伤寒论》首开活血祛瘀、滋脑通络法治疗精神意识障碍之先河，后代医家多承其所论，且多有发挥，影响颇深。如汪昂《本草备要》有"人之记忆，皆在脑中"的记载。清代王清任的《医林改错》也有"灵机记性在脑者"的论述，并创制清窍活血汤等名方主治脑病。所以，我们认为老年性痴呆的病因病机是"上气不足，下气有余""肠胃实而心肺虚"，即《伤寒论》所谓的阳明"蓄血证"。

首先，从经络循行部位看，足太阳、阳明经在头部循行交会的穴位最多，故《灵枢·邪气脏腑病形》曰："十二经脉，三百六十五络，其气血皆上于面而走空窍。"张志聪《素问集注》注云："诸阳之神气上会于脑，诸髓之精上聚于脑，故头为精髓神明之府。"

其次，从阳明经气血功能与脑功能的密切关系看，如《素问·上古天真论》："女子……五七，阳明脉衰，面始焦，发始堕。"以及《灵枢·口问》："上气不足，脑为之不满，耳为之苦鸣，头为之苦倾，目为之眩。"《太素》注曰："头为上也。"强调了阳明经络阻滞，脉气不通，脑髓失养，则颜面憔悴而喜忘是机体早衰而痴呆之病机关键。由此我们则大胆地提出"喜忘"的病机为蓄血互结于脑府的病理概念。

所以，活血祛瘀、畅通阳明经脉，则脑络气血复通，这是使脑功能正常的关键所在。再从抵当汤的药味组成看，《本草纲目》载大黄"下瘀血血闭，除痰实，通宣一切气，调血脉"，桃仁"下瘀血血闭，破蓄血"，水蛭"逐恶血瘀血，破血积聚"，虻虫"逐瘀血，破血积，通利血脉及九窍"。全方以水蛭、虻虫直入血络，破血逐瘀；桃仁活血祛瘀；大黄祛瘀导滞，为攻逐瘀血之峻剂。

《伤寒论》为何以攻逐瘀血之峻剂而投治阳明蓄血证所致之"喜忘"？因为"喜忘"属中医"神"的障碍范畴。《素问·脉要精微论》云："头者，精明之府。"《史记》有"凡人所生者神也……由是观之，神者生之本也。"王充《论衡》云："五脏不伤，则人智慧；五脏有病，则人荒忽。荒忽则愚痴矣。"李时珍也说："脑为元神之府。"说明古贤早已认识到脑、精神意识对人体的生命活动的主宰作用。所以中医认为脑的功能应为心藏元神统领五脏六腑，主司思维、记忆、言语、脏腑气血条畅等功能，在体合经，在志为情志，开窍于五官，其华在神。

"喜忘"当为脑神失常，属精神障碍。故亟当祛瘀荡涤、活血通络、生新复神，万不可顾念左右而坐失先机，遗患无穷。另外，投以峻剂而无伤正之弊，反过来则恰恰明证了其无正可伤之理，即运用抵当汤的适应证为实证所属。中医传统认为新病多实，久病多虚。"喜忘"的出现即衰老之始，亦为痴呆之标志。故一见"喜忘"，则投以峻剂，突显了先贤对于脑病提倡早防早治、防寓于治、防治结合的战略思想之高明。无疑对今天乃至以后的脑病，尤其是老年痴呆防治思路的创建颇具启迪意义。

【典型病例】

刘某，男，58 岁，干部，以健忘 3 周为主诉前来就诊。症见：神思躁烦，喜忘多言，纳食健常，舌质瘀暗，舌苔微黄厚腻，六脉弦细。断为脑府蓄血，脑络瘀阻，脑神失养。拟抵当汤原方：酒大黄 9g，桃仁 12g，水蛭 9g，虻虫 9g。6 帖，水煎服，日 1 剂。药后深思如常，记性大增，言语无多，舌脉亦有起色。嘱其继进 6 剂后，改为蜜丸服用 3 个月而告愈。

三、体会

中医药对老年性痴呆的治疗有较大潜力，它能提高临床疗效，且毒、副作用小，易为人所接受。抵当汤治疗早期老年痴呆的效果肯定，但临床长期跟踪观察的病例数还不够多，尤其缺乏相关的科研设计方案和实验研究等。我们以为，现亟待进行系统的古代中医典籍有关防治早期老年痴呆的数据资料的挖掘和整理，开展设计比较严格的临床研究和实验研究，使中医对其病因、病位、病机的认识更清楚，施治更规范，以便更好地提高临床疗效。

（贾孟辉）

当归四逆汤临床应用体会

当归四逆汤出自东汉张仲景《伤寒论》一书，由当归、桂枝、芍药、细辛、木通、炙甘草、大枣组成。具有温经散寒，养血通脉之功，原为血虚寒凝之手足厥逆证而设。我们参考有关资料加减应用于临床不孕症等，效果甚显。现举验案 3 例，并就粗浅体会简述如下。

一、不孕症

赵某某，女，24 岁，农民。1986 年 5 月 6 日初诊。主诉：经行腹痛七年，已婚三载未孕。平素畏寒肢冷，小腹常觉不温，月经愆期7~10 天，量少，色紫暗夹块，白带多而清稀，每逢经期，小腹剧痛难忍，手足冰凉，时吐清涎。曾在医院检查，子宫发育正常，附件等无异常。丈夫体健，精子数量、活力均正常。曾间断服血府逐瘀等方药，屡医无效。诊时正值经期，面青晦暗，痛苦病容，手足欠温，腹软，未扪及包块，舌质暗淡，苔薄白，脉沉细而迟。辨证系血虚寒凝经脉，拟当归四逆汤化裁治之。当归 20g，赤芍 15g，细辛 6g，炙甘草 6g，生姜 6g，木通 6g，官桂 3g，吴茱萸 9g，炒艾叶 9g，3 剂水煎服。二诊，腹痛大减，守上方再进 3 剂，三诊见手足转温，守上继进 5 剂，并嘱在每月经前服 3 剂，翌日月经按期而来，三月后即有孕。

【按语】患者痛经七年之久，已婚未孕，见症皆营血内虚，寒滞经脉之象。遵《伤寒论》"若其人内有久寒者，宜当归四逆加吴茱萸生姜汤"之法出入。当归四逆汤养血通脉，温经散寒，吴茱萸、生姜温中散寒，降逆和胃，官桂、艾叶暖宫调经，药证相合，使寒邪去，胞宫暖，经脉通，而获效。

二、身痛（多发性神经肌炎）

俞某某，女，63 岁，农民。1987 年 12 月 5 日初诊。主诉：肢体烦痛 3 天。半月前因受凉发病，先觉发热恶寒、无汗、咳嗽、全身不适，西医诊为上呼吸道感染，给予解热镇痛及抗生素治疗 1 周，发热恶寒咳嗽稍减，但复增头晕目眩，全身烦痛（四肢尤其），干呕不能进食，遂收住院。查体：体温 36~37℃，心率 68 次 /min，律齐，呼吸 18 次 /min，未闻及病理性杂音。化验：血、尿、便常规（－）。B 超：肝、胆、肾均无异常发现。诊为多发性神经肌炎，给予阿托品 0.5mg，肌注，一日三次；安定 10mg，肌注，一日二次；哌替啶 50mg，肌注，一日二次。肢体烦痛仍不能缓解，日渐加重，遂邀中医会诊。初诊：自述四肢烦痛不可忍受，痛时手足发冷麻木，恶心干呕 3 日未能进食，下利清水便，一日二三次。视其面色晦暗，形体羸瘦，双下肢肌肉松弛，身及四肢均呼痛不已。舌色紫暗，苔白腻，脉细弱。诊断：厥阴寒身痛证。系阳气素虚，厥阴受寒，致营卫不调，阴血内弱。治宜温经散寒、益气养血，方用当归四逆汤加减。当归 20g，赤白芍各 10g，细辛 3g，干姜 10g，桂枝 10g，麻黄 6g，木通 6g，炙甘草 6g，大枣 10g，二剂，水煎频服，加服热粥。二诊：服药后全身微有汗出，四肢烦痛大减，继用上方去麻黄、细辛，加黄芪 30g，再进 2 剂。三诊：四肢烦痛已基本缓解，饮食知味，只是全身松软无力，仍守二诊方继进 4 剂。再诊诸证悉除，精神好转，出院调养，迄今未发。

【按语】此例身痛肢痛，伴手足不温，系厥阴受寒，阳气外虚；脉沉细而迟，乃营卫不和、阴血内弱之象。故用当归四逆汤先加麻黄以祛风散寒，重在祛外邪，加服热粥以鼓舞胃气，有利于抗邪外出，后去麻黄、细辛加黄芪，重在益气养血以安正，而收到攘外安内、通利筋脉之效。

三、冻疮

侯某，男，13 岁，学生。1987 年 12 月 15 日初诊。主诉：冻疮 2 年。自述于 1984 年冬季玩雪并伤双手，当时双手起泡，后溃破，经治疗疮面收口，但手背仍肿胀不消，且常有凉感，每年入冬即发，天暖自愈，屡医无效。今年入冬以来肿热加重，触之冰凉，舌质淡，脉沉而细。辨证：本为血虚之体，复感寒邪，血为寒滞不荣四末，治宜温经散寒、养血通络，方用当归四逆汤。当归 9g，桂枝 6g，白芍 9g，细辛 3g，木通 6g，炙甘草 6g，大枣 6g，水煎内服。同时用上方倍量煎汤熏蒸患部，用布敷上，勿使汤气外泄。待汤稍凉后将双手浸入盆中，共 30min，每天 1~2 次，连用三天而愈，至今再未复发。

【按语】 冻疮素有手足不温之症，知为荣血内弱，用当归四逆汤内服以养血通络；疮在手背，受寒而发，无非寒凝，复用本方熏蒸浸洗，得在温经散寒，使药力直达病所，以图内外加工，使血充寒散故效捷。

四、体会

《伤寒论》351 条云："手足厥寒，脉细欲绝者，当归四逆汤主之。"仅寥寥数语，点明脉细由阳弱血少所致，由于血虚不能荣于脉中，不能温于四末，加之血虚之体易受寒袭，年以手足厥寒。再观全方配伍，当归补阴养血，细辛温散寒邪，桂枝温经通络，芍药敛阴和营，归芍合用补血之功更显，桂辛相伍温运之力愈甚，大枣辅当归生血，木通、甘草协诸药通络。然其临床应用，又当详辨而活用。

我们认为，本方临证时应掌握以下三点：①平素血虚或阳虚之体；②复因感受寒邪；③有虚寒见证，如畏寒、肢凉等，尽可放胆用之。服之可使血充寒散，脉畅肢温，而获异病同治，一方多用之效。

（侯学武，侯明德）

伤寒阴阳易证辨治体会

阴阳易一名见于《伤寒论》,《伤寒论》曰:"伤寒阴阳易之为病,其人身体重,少气,少腹里急,或引阴中拘挛,热上冲胸,头重不欲举,眼中生花,膝胫拘急者,烧裈散主之。"成无己对此病证的成因及含义在《注解伤寒论》中称:"大病新差,血气未复,余热未尽,强合阴阳,得病者各曰易。男子病新差未平复,而妇人与之交得病,名曰阳易,妇人病新差未平复,男子与之交得病,名曰阴易。"

近年来,阴阳易的成因和治疗被人们忽视,凡遇此证大多按外感或其他病证论治。阴阳易证是真元大虚,气血未复,复因房劳,耗伤精血,寒邪乘虚而入,凝滞经脉,冲、任、督脉受阻所致。临证以手足厥冷,身体沉重,少气无力,少腹疼痛,或牵引阴部,舌淡苔白,脉细欲绝为主要特征。治宜当归四逆汤养血通脉,温经散寒,屡获佳效。

一、典型案例

【案例 1】

患者男,36 岁,1994 年 3 月 16 日初诊。主诉:四肢厥冷,腹痛月余。患者于 2 月前与妻子同房后自觉身体沉重,少气无力,时有寒热,头重眼花,经治疗症状有所改善。近一月来腹痛牵引前阴部。于 3 月 16 日来我处就诊。症见面色萎黄无华,少气无力,头重眼花,腹痛牵引阴部,手足厥冷,四肢关节酸楚,舌淡苔白,脉细欲绝。询问病史是因与妻子同房出现上述症状,时值妻子感冒未愈。中医诊为阴易证。乃由于身体血虚,复犯房劳,寒邪乘虚而入凝滞经脉,气血运行受阻,经脉不利所致。治宜温经散寒,养血通脉,用当归四逆汤加减调治。当归 12g，桂枝 10g，白芍 10g，细辛 3g，通草 6g，炙甘草 6g，大枣 3 枚，水煎服，每日一剂，早中晚分服，连服 3 剂。3 月 20 日复诊，药后症状大减，继服上方 3 剂后症状消失而愈。

【案例 2】

患者女，33 岁，1999 年 12 月 19 日初诊。主诉：手足冷，经来腹痛 3 月余。患者自述于 3 月前曾同丈夫同房后，自感身体酸痛，少气无力，曾服解热镇痛药后症状改善，但近 3 月来，月经先后无定期，淋漓不净，量少色暗红，伴腰痛，少腹痛牵引前阴。症见手足不温，面色苍白无光，少气无力，全身酸痛，经来腹痛且牵引阴部，舌淡苔白，脉沉细。患者与丈夫同房恰值丈夫感冒未愈，故而出现阳易证，辨证求因乃由于素体血亏复感外邪，寒凝经脉，使冲任督脉受阻，胞络不利所致。治宜温经散寒，养血通脉，方用当归四逆汤。当归 12g，白芍 15g，细辛 3g，通草 6g，炙甘草 6g，大枣 7 枚，水煎服，每日一剂。服 3 剂后手足转温，腹痛大减。效不变方，继服上方 6 剂痊愈。

二、讨论

阴阳易是伤寒初愈，因房事过劳所致，在临床上往往被人们忽视，只要我们详细询问病史，认真辨证，选用《伤寒论》当归四逆汤确能收到事半功倍的效果。《伤寒论》中治疗阴阳易证用烧裈散，并无更多的道理。病证虽有阴易、阳易之别，但其病因病机相同，故用当归四逆汤：当归、白芍补养阴血，桂枝、细辛散寒温经，大枣、甘草、木通缓肝急、生肝血，诸药合用共奏养血通脉，温经散寒之功。

（胡开庭）

移毒法治疗"懊憹"——从《伤寒论》懊憹说起

《伤寒论》第76条:"发汗吐下后,虚烦不得眠,若剧者,必反复颠倒,心中懊憹,栀子豉汤主之。"

第228条:"阳明病下之,其外有热,手足温,不结胸,心中懊憹,饥不能食,但头汗出者,栀子豉汤主之。"原文中出现的懊憹(注音 ào náo)一词,应如何解释呢?在《伤寒论析义》中注释为:指心里烦郁特甚,而觉心中烦乱不宁,有无可奈何之意。汪苓友注曰:此阳明病误下之变证,阳明误下,邪热应内陷,不比太阳误下之深,故其身外,犹有余热,手足温,不结胸。手足温者,征其表和而无大邪。表里已无大邪,其邪但在胸膈之间,以故心中懊憹。饥不能食者,言懊憹之甚,则似饥非饥,嘈杂不能食。

这两种解释似乎对,但并不完全对,单说懊憹一词,音义均有谬误。欲正确理解这一词义,应熟悉张仲景故乡——河南南阳方言土语,才能解释清楚。本文就懊憹一词展开讨论,与同道共同探讨此症状的原因与治疗方案。

一、懊憹辨析

我们认为懊憹应属河南方言土语,原音是(wà nǎo),原义是指胃中似饥非饥,似挖似抓,似挠非挠,挠痒痒之意。幼年时生长在豫西地区,经常听到人们说心上挖挠。古时常把胃部说成心中、心窝、心上。实际上是胃里难受,按张氏的辨证施治观点,这属于虚热的栀子豉汤证。用栀子泻火除烦,淡豆豉解表除烦,治胸中烦闷,虚烦不得眠。仅此两味药,针对性强,可见一代医圣用药精当,弹无虚发,说明辨证施治的优越性。

但是，随着时代的变迁，疾病谱的变化，今人的懊恼现象也有所变化，虽音义不变，然而虚热证、虚寒证都会出现懊恼现象。比如今人的萎缩性胃炎、胃十二指肠溃疡、心肌炎、胆囊炎、胆心综合征，等等，却都出现懊恼的症状。这样看来用栀子豉汤治今天的诸多懊恼症状就有一定局限性了。

据现代医学研究资料表明，萎缩性胃炎、胃溃疡与幽门螺杆菌有关，所以，用西咪替丁、枸橼酸铋钾、呋喃唑酮等西药可以杀伤此菌，懊恼现象可以缓解。

尽管如此，一旦停药复发率高，若长期服用却有副作用，是治标不治本的，也说明化学药的局限性。然而心肌炎等疾病引起的懊恼现象用这些西药就不能缓解，栀子豉汤也不适应。

本文只探讨萎缩性胃炎和胃十二指肠溃疡的懊恼现象，与幽门螺杆菌有关，其根本原因是胃中有适合幽门螺杆菌生存的环境，故用化学药是杀伤不彻底的，只要改变这种环境，此菌就不能生存了。

二、移毒法治疗"懊恼"机制探究

1982 年在中国中医研究院高级针灸进修班学习时，石家庄的陆主任讲授埋线疗法治胃病，课堂演示时，我第一个要求做示范，在足三里穴中埋羊肠线时，并无痛感，之后二年多未发病，食欲增加。何不再改进一下，把埋线改成埋丹的移毒法更好些。用药物要比肠衣线作用更好，以毒攻毒，以毒引毒，把胃中的湿热、虚热、邪热转移足三里上泄出，达到体内邪毒转移到体表排出的目的。

产生了这种思路后，经过对工具和药物炮制加以改进，扩大了移毒法的治疗范围，并有所创新，现将移毒法（或称疾病良性转移法）具体方法介绍如下，供参考。

1. 循经转移法

选胃经合穴和胆经合穴常规消毒后，注入 2% 利多卡因 0.2ml，以防埋丹时疼痛，然后用特制埋丹针刺一小孔，植入降丹一枚，胶布固定以防丹药滑出，3~5 日后局部化脓，有少量脓液流出，此时可用负压罐吸尽脓液，连吸 3~5 天，脓液流尽，伤口自然愈合，懊侬及胃痛胃酸症状可立即缓解。（此法可治胃炎、胃溃疡及胆心综合征、胆囊炎）

2. 俞募转移法

选胃俞穴消毒后埋丹，促使局部化脓流出，方法同上。为增强疗效，可配合中药内服，如小建中汤、吴茱黄汤、良附丸、香砂养胃丸、清胃散、龙胆泻肝汤、金铃子散等方剂，随症加减、辨证用药。

三、讨论

1. 据现代药理研究，吴茱萸有明显抑制幽门螺杆菌的作用。可以替代化学药，减少副作用和耐药性，又可避免体内菌株的变异性、耐药性，保持菌株的平衡性。

2. 移毒法是民间中医秘而不宣的绝技高招。以前只用于痈疮毒气的转移，目的是把离重要脏器较近的重要部位之病灶毒气、毒势，转移到肌肉丰厚大神经血管少的次要部位发作泄出。

（严浩翔）

《金匮要略》的理论探究

《金匮要略》脉法规律浅探

《金匮要略》一书是中医典籍中治疗杂病的典范。全书围绕着脉证合参，证不离脉的原则，层层深入，阐发医理。前22篇约398条中论述脉象的条文约145条，占全书的1/3以上。仅浮脉一种就有44处提到，其他诸脉亦不鲜见。后世"杂病重脉"之说溯源于此。本文结合自己学习体会，试将《金匮要略》脉法规律探讨如下，求教于同道。

一、以脉论主症

一般每种疾病都有其主要脉象表现，这一脉象在所有症状中是有一定代表性的。如仲景讨论水气病时指出："脉得诸沉，当责有水，身体肿重。"水为阴邪，易伤阳气。阴盛则阳衰，营卫运行被遏，故脉沉，身体肿重。在此仲景用脉沉概括了阳虚水肿病的主症，诸如形寒肢冷，心悸怔忡，气短胸闷，小便不利等症，俱可推而知之。又如《血痹虚劳病脉证并治》篇曰："脉大为劳，极虚亦为劳。"脉大，是阳虚气浮或阴虚阳浮；极虚，是精气内损，血脉不充的脉象。叶天士指出："夫脉大为气分泄越，思虑郁结，心脾营损于上中而阳分萎顿……脉极虚亦为劳，为精血内夺，肝肾阴自不立。"(《临证指南医案·吐血》)。然而仲景没有列出脏腑亏损之气虚和阳虚、血虚和阴虚的主症，却以脉大、极虚代之。再如"男子脉浮弱而涩，为无子，精气清冷"，从脉告诉真阳不足、真阴亏乏的肾虚主症：畏寒肢冷，面色㿠白，腰

119

膝酸软，头晕耳鸣，精神萎靡等症，学者自当审度。《疟病脉证并治》篇曰："疟脉自弦，弦数者多热，弦迟者多寒。弦小紧者下之差，弦迟者可温之，弦紧者可发汗、针灸也，浮大者可吐之，弦数者风发也，以饮食消息止之。"疟病位于半表半里，归属少阳，弦为少阳之脉。仲景用弦脉阐发出了疟病寒热往来，休作有时，反复发作的主症和邪搏少阳的病机。又从脉象的弦迟或弦数分述了寒多或热多的主症，用相兼脉象解释了病情变化偏表偏里，在上在下，属寒属热的不同证候。

二、以脉论病因

《金匮要略》对许多疾病的发生原因是从脉象变化方面阐明的。如《中风历节病脉证并治》篇曰："寸口脉沉而弱，沉即主骨，弱即主筋，沉即为肾，弱即为肝。汗出入水中，如水伤心，历节黄汗出，故曰历节。"强调了肝肾气血不足，是历节致病的内在因素。脉象叙述的非常细腻。在《肺痿肺痈咳嗽上气病脉证治》篇指出"寸口脉微（浮）而数，微则为风，数则为热"，即从脉象变化明确肺痈是感受风热病邪所致。又如《惊悸吐衄下血胸满瘀血病脉证治》篇曰："寸口脉动而弱，动即为惊，弱则为悸。"卒受惊恐，"惊则气乱，恐则气下"。心无所倚，神无所归，血气逆乱。故见脉动，精神不安，病起于惊。"脉者血之府"，气血不足，则脉象软弱无力，心失所养。故有悸动不宁。再讨论消渴病因曰："寸口脉浮而迟，浮即为虚，迟即为劳……趺阳脉浮而数，浮即为气，数即消谷……"从不同部位的两种脉象论证了气血并虚，胃火独盛的消渴病因。仲景是从脉联系脏腑，再从脉象变化推出脏腑的虚实寒热，阐明致病的内因与外因。

三、以脉论病机

《金匮要略》有些条文是用脉象变化来揭示脏腑经络的病理机制，如《脏腑经络先后病脉证》篇曰："寸脉沉大而滑，沉则为实，滑则为气，实气相搏……此为卒厥。"从寸部脉象论述了"实气相搏"是卒病的病机。因左寸候心主血，右寸候肺主气，血气相并成实，气血壅塞不通，则阴阳气不相顺接，已是邪实状态下的病理血气，故应于寸部。这同《素问·调经论》"血之与气，并走于上，则为大厥"的理论一脉相承。胸痹心痛病的病机即由上焦阳气不足，胸阳不振，阴寒太盛，水饮内停，阴邪上乘阳位，正邪相搏之故。这样复杂的病机，仲景用"阳微阴弦"的脉象即可概括而出。又如《五脏风寒积聚病脉证并治》篇曰："趺阳脉浮而涩，浮则胃气强，涩则小便数，浮涩相搏，大便则坚，其脾为约……"脾胃之脉浮为胃中阳气盛，涩乃脾中阴津虚。用脉象说明了其病机为胃中有热，脾不能为胃行津液，而津液偏渗膀胱，胃肠因而干结之故。把脏腑经络阴阳气血失调的病机从脉象中反映出来，可谓文简意博，理奥趣深。

四、以脉论病位

脉象出现的部位不同，反映出的病变部位也不同。如趺阳脉多主脾胃病，少阴脉多主心肾病。尤其寸口脉的变化更能反映这一点，如《脏腑经络先后病脉证》篇曰："病人脉浮者在前，其病在表，浮者后，其病在里。"即浮脉在寸部，表明病位在表，在尺部，表明病位在里。寸脉主心肺，肺主皮毛，外感表证故先见于寸脉，尺候肝肾，水气亏乏，相火上浮则见于尺脉。又血痹病"脉自微涩，在寸口，关上小紧，宜针引阳气"，"寸口关上微，尺中小紧，外证身体不仁，如风痹状，黄芪桂枝五物汤主之"。前条脉在阳虚血滞的基础上外受风寒，但受邪病位较浅，故紧脉限于寸口关上。针引阳气即能使外邪疏解，脉复病愈。后条脉见"尺中小紧"，说明同样的条件下此为受邪病位较深，病情亦重，故须内服汤药治之。《中风历节病脉证并治》篇曰："少阴脉浮而弱，弱则血不足，浮则为风，风血相搏，即疼痛如掣。"从脉阐述了因虚致痹的病位本在肾。肾虚精血不足，血府失充，故脉弱。浮为风邪所袭，病中经络，而未内传脏腑。从脉象来审别病变部位，病情轻重，确有一定的临床价值。

五、以脉论病性

内伤杂病多自内而发，因病在脏腑，即属外邪所犯，也可循经内传，而脏腑的病理变化，必然从脉象上呈现出来。《金匮要略》对一些复杂疑似的类证常凭脉来鉴别，如《肺痿肺痈咳嗽上气病脉证治》篇曰："脉数虚者为肺痿，实者为肺痈。"仲景从脉象提出了对肺痿与肺痈的鉴别诊断。此两病虽均为肺部疾患，病性属热。但肺痿是阴虚有热，肺叶枯萎不荣，肺气萎弱不振，肺痈则系热聚肺溃，壅塞不通。故脉不同而病证虚实截然有别。《痰饮咳嗽病脉证并治》篇曰："脉双弦者寒也，皆大下后喜虚。脉偏弦者饮也。"指出误治致里虚阳而全身虚寒，故脉双弦，饮邪多侵犯局部，脉呈偏弦。前者属虚而后者虚中有实。再如"肠痈者……其脉迟紧者，脓未成，可下之……脉洪数者，脓已成，不可下也"。脏腑寒热虚实之病情不同而脉象各异，临证自应慎察而明辨。

六、以脉论治疗

由前所述，可知脉与脏腑功能活动的关系非常密切，是全身信息的窗口，故《金匮要略》用脉来指导治疗。如《肺痿肺痈咳嗽上气病脉证治》篇曰"咳而脉浮者，厚朴麻黄汤主之"，"脉沉者，泽漆汤主之"。咳喘脉浮是病机近于表而邪盛于上，用厚朴麻黄汤散饮降逆，止咳定喘。脉沉为病在里，水饮内停，故投泽漆汤通阳逐水，止咳平喘。又"咳而上气，此为肺胀，其人喘，目如脱状，脉浮大者，越婢加半夏汤主之"，"肺胀，咳而上气，烦躁而喘，脉浮者，心下有水，小青龙加石膏汤主之"。脉浮大与浮，两者病机有别。前者为饮热郁肺，热重于饮，治当宣肺泄热，降逆平喘。后者为寒饮挟热，饮重于热，治当解表化饮，清热除烦。《黄疸病脉证并治》篇曰："酒黄疸者……腹满欲吐……其脉浮者，先吐之，沉弦者，先下之。"脉浮为病势趋于上，当先吐之；脉沉弦者，为病势趋向于下，故宜先下之。这种因势利导、驱邪外出的治法，在理论上源于《内经》"其高者，因而越之，其下者，引而竭之"的论述；在辨证上完全以脉象为依据，实在是仲景的一大贡献。

七、以脉论预后

对疾病的预后转归情况，仲景多从脉象来预测。如《痰饮咳嗽病脉证并治》篇曰："久咳数岁，其脉弱者可治，实大数者死"。痰饮咳嗽时日既久，正气必虚，脉弱者与证相符，预后较好，可治。反之实大而数，为邪盛正衰，其预后不良，故难治。仲景以痰饮咳嗽病为例，提示凡新病脉衰，久病脉盛，皆为难治。在《呕吐哕下利病脉证治》篇讨论痢疾病势曰："下利脉沉弦者，下重，脉大者，为未止，脉微弱数者，为欲自止，虽发热不死。"脉沉弦表明病邪入里阻滞气机，腑气失畅，患者里急后重而腹痛，邪热内盛则脉大而病进；邪衰正复，利将自止，虽脉微弱而数，预后则吉。又如《痉湿暍病脉证》篇指出："太阳病，发热，脉沉而细者，名曰痉，为难治。"太阳病脉应浮；痉病亦应出现沉迟或弦紧有力之类脉象。而脉沉细是气血津液大伤之象，邪盛正虚，预后差。仲景还在《水气病脉证并治》篇以"趺阳脉当伏，今反紧，本自有寒，疝瘕，腹中痛，医反下之，下之即胸满短气"的实践经验告诫我们，辨脉认证要深思熟虑，胆大心细。

八、以脉论脉

仲景为了使脉搏表现得更加形象直观，常用几种脉象来具体描述。如《惊悸吐衄下血胸满瘀血病脉证治》篇曰涩脉为"脉微大来迟"。血瘀脉络阻滞气机，故见极其轻软无力，似有似无的微脉，更有气血不充，脉势不足的大脉.还有脉率去来极慢的返脉。这样论述，涩脉的迟而短涩，往来艰难的形状，就十分明了。又《血痹虚劳病脉证并治》篇曰："脉弦而大，弦则为减，大则为芤，减则为寒，芤则为虚，虚寒相搏，此名为革。"仲景从脉类弦而不任重按，又类大而中空的两种脉象复合构绘出革脉的形态和主病，使人心中易了，指下可辨。

九、脉证互参

仲景《伤寒论》强调"观其脉证，知犯何逆"和《金匮要略》各篇均以"某某病脉证并治"命题，示人脉证同等重要。《金匮要略》既有专病专脉的原则性，又有一脉主数病，一病见数脉的灵活性。如弦为疟病主脉，亦见于痰饮，腹满寒疝等病。浮脉在六经病中主表，而在杂病又主里虚。《血痹虚劳病脉证并治》篇曰："男子面色薄者，主渴及亡血，卒喘悸，脉浮者，里虚也。"脉证相印，为阴虚血亏，虚阳外越之里虚证。若无"面色薄""亡血""卒喘悸"之症，里虚自难立足，但见诸症而无浮脉，虚阳外浮之机理尚难确认。脉证互参方可全面驾驭病情。痰饮一病见"脉沉者""脉偏弦者""脉浮而细滑"等10余种脉象，可谓杂乱，然而脉证结合，即可把病情的寒热虚实、上下内外变化辨析得清清楚楚。又如《惊悸吐衄下血胸满瘀血病脉证治》篇言："夫吐血，咳逆上气，其脉数而有热，不得卧者，死。"脉数身热已是阴血大虚，阳气不能敛藏而外越之势，再加咳逆上气，不得卧之症，气将随血而脱，阴阳离决之象。脉证合参才能知常达变，从纷乱的现象中，抓住疾病的本质。

十、脉合四时五色

仲景继承发扬《内经》天人相应的整体观念和四季气候变迁影响人体色脉的学术思想，在《脏腑经络先后病脉证》篇曰："寸口脉动者，因其王时而动，假令肝王色青，四时各随其色。肝色青而反色白，非其时色脉，皆当病。"强调了四时各随其色为平脉，反之为病脉的原则。如虚劳病的"其脉浮大，手足烦，春夏剧，秋冬瘥"的发展变化即与季节有密切的关系。《内经》曰："得神者昌，失神者亡。"《灵枢·邪气脏腑病形》曰："十二经脉，三百六十五络，其血气皆上注于面而走空窍。"望色可候脏腑气血的盛衰和病变，故仲景为使辨病辨证准确而多用之。如《血痹虚劳病脉证并治》篇曰："男子脉虚沉弦，无寒热……面色白，时目瞑、兼衄……此为劳使之然。"仲景结合自己丰富的实践经验，示人临证不仅要做到色脉相参，望切结合，而且要兼顾四时，方能"知病所生，以治无过，以诊无失"（《素问·阴阳应象大论》）。

十一、讨论

《金匮要略》虽不是脉学专著，然其脉学理论非常丰富，且精辟深奥。诚如清·徐大椿所说："其脉法，亦皆《内经》及历代相传之真诀。"仲景继承发扬了《内经》的学术思想，着重揭示疾病脉证的产生，都是脏腑功能的失调所致。仲景以独取寸口法或三部诊法辨病，尤其对脾肾及危重之病，寸口、趺阳、少阴三法并举，足见其对诊脉之重视。仲景思求经旨，深悟脉诊在临床上所具有的特殊价值，故在论杂病的时候，突出了脉学的重要地位。这从《金匮要略》全书的篇名与条文中均可得到体现。本文仅就《金匮要略》原文中有关脉学的条文，归纳分析了仲景脉法的规律，错漏之处，敬请斧正。

（马丁）

《金匮要略》温经汤组方用药特点

《金匮要略》中之温经汤为妇科临床治疗崩漏的主方。余师仲景之方及法应用于临床发现，温经汤对经少、经闭者能通经；经多、经崩者能止血；经痛、产后腹痛者能止痛；宫寒不孕者能受胎。这一奇特的疗效源于温经汤独特的组方和用药，兹将温经汤的组方用药特点分析探讨如下。

一、仲景温经汤方之原意

《金匮要略·妇人杂病脉证并治》曰："问曰：妇人年五十所，病下利，数十日不止，暮即发热，少腹里急，腹满，手掌烦热，唇口干燥，何也？师曰：此病属带下。何以故？曾经半产，瘀血在少腹不去。何以知之？其证唇口干燥，故知之。当以温经汤主之。

温经汤方：吴茱萸三两，当归二两，川芎二两，芍药二两，人参二两，桂枝二两，阿胶二两，生姜二两，牡丹皮二两（去心），甘草二两，半夏半升，麦门冬一升（去心）……亦主妇人少腹寒，久不受胎，兼取崩中去血，或月水来过多，及至期不来。"

仔细揣摩原文得知仲景运用温经汤温补冲任、养血祛瘀，主治冲任虚寒、瘀血内停所致崩漏。据方后注，该方亦疗妇人少腹寒、久不受孕以及月经失调等病。《医宗金鉴》云："妇人年已五十，冲任皆虚，天癸当竭，地道不通矣。今下血数日不止，宿瘀下也。五心烦热，阴血虚也；唇口干燥，冲任血伤，不上荣也；少腹急满，胞中有寒，瘀不行也。此皆曾经半产崩中，新血难生，瘀血未尽，风寒客于胞中，为带下，为崩中，为经水愆期，为胞寒不孕。均用温经汤主之者，以此方生新去瘀，暖子宫，补冲任也。"

二、温经汤的组方特点

1. 温养通并用

温经汤主治证的病机重点在于寒（冲任虚寒）、虚（气血不足）、瘀（瘀血阻滞），寒凝则血瘀，瘀血则血不归经及新血不生。因此，温经汤组方重在"温"，温通血脉以散寒凝，兼用"养"，补养气血以固本，佐以"通"，祛瘀止血并生新，谨守病机，组方用药合理，温冲任，养阴血，通经脉，实开后世妇科临床应用温补方法治疗出血疾病之先河。

2. 寒热共现

温经汤主治虽以冲任虚寒、瘀血阻滞为其主要病机特点，但可见"暮即发热""手掌烦热，唇口干燥"的热象，从病机分析即"因虚致热"或"瘀阻发热"。若只用温经散寒之法，则寒凝得散，而内热更炽，阴血又伤；若纯用清热凉血之品，虽热像可除，但寒凝血瘀难消。治当寒热并用可清热凉血养阴以除热，温经散寒以化瘀。

3. 肝脾同调

女子以肝为先天，机体常处于血不足而气有余的生理状态。脾为后天之本，气血生化之源。肝脾不调则气血不和，气血不和则冲任失畅，经水不调。温经汤益气健脾以养血，养血理气以调肝，体现了肝脾同调之法。

三、温经汤的用药特色

1. 温中配伍寒凉

温经汤之"温"，叶天士曰："此温字乃温养之意。非温热竟进之谓。"细观温经汤组成："桂枝入心经走血分，暖营血化寒凝，吴茱萸入肝肾脾胃经，温脾胃降逆止呕，暖厥阴温经散寒，二药于人参、甘草、半夏、生姜等健脾补气之中，缓温助土，凝化脉通，阴霾自散。"方中丹皮味苦辛，性微寒，为凉血清热之药，治疗午后发热，手掌烦热。

下血日久，阴血必亏，配阿胶甘平，能养肝血滋肾阴，具有养血止血润燥之功；麦冬甘苦微寒，能养阴清热，二者合用，养阴润燥而清虚热，并制约吴茱萸、桂枝之温燥，共为佐药。清代陈元犀云："然细择方意，以阳明为主，吴茱萸用至三两，驱阳明中土之寒，即以麦冬用至一升，滋阳明中土之燥，一寒一热，不使偏隅，所以谓之温也。"

2. 润燥相宜，降逆平冲

刚柔相济配伍，多指阴柔滋腻之品与性味辛温苦燥之品相配。取其互为制约又相辅相成。方中半夏配麦冬即刚柔相济。半夏辛温行散，入阳明胃经，通降胃气而散结。胃为十二经脉之海，冲为血海，任为经脉之海，冲任二脉与足阳明胃经之气机相通，故半夏通降阳明胃气，即有助于通冲任，通冲任则可助祛瘀调经。麦冬"升降濡润之中，兼具开通之力"，大有"开通心气，敛降气血"之能。两药一燥一润，共成降逆之势，助诸药祛瘀下行。

3. 药对的配伍

药对通常指临床上经常在一起配伍应用的两味药的配伍方法。张仲景许多著名的方剂，都重视对药配伍后的增效减毒作用。在温经汤中桂枝辛温解肌，温阳通经，芍药敛阴和营，行血止痛，桂、芍相合属相使配伍，一阳一阴，一收一散，一寒一温，相互制约，相互为用，共奏通调血脉、缓急止痛、振奋中阳、调整脾胃之功；半夏与生姜属相畏配对，也属升降配对，生姜可制约半夏之小毒，同时半夏主降，生姜主升，升降相投，调理冲脉之气机，使经水如期；以吴茱萸配人参温中祛寒与补脾益气配伍，脾胃气虚得补，则脾阳易复，冲任之寒得散。

四、温经汤在妇科临床应用举隅

该方温而不燥，补而不壅，通而不猛，祛瘀而不伤正。适宜于冲任虚寒，瘀血阻滞，以虚寒为本，实热为标的崩漏、月经过少、闭经、痛经、产后腹痛、不孕等病证，充分体现了中医理论中"异病同治"

的原则。

1. 崩漏

欧阳某，女，40岁，2005年5月2日初诊。月经周期、经期、经量紊乱2年。患者既往月经规律，近两年月经10~60天一潮，持续20余日，常需服止血药。曾行诊断性刮宫，病理报告：子宫内膜单纯性增生。末次月经2005年4月6日，至今20余日未止，量时多时少，色淡红，有血块，伴头晕乏力，腰酸，心烦易怒，舌质暗淡、苔薄白，脉细弱。中医诊断：崩漏，证属气虚血瘀。治以益气固摄，化瘀止血。予温经汤加减。药用：吴茱萸6g，当归12g，白芍、丹皮各15g，川芎、半夏、麦冬、党参各10g，阿胶（烊化）9g，生牡蛎、仙鹤草各30g，黄芪25g，三七粉（冲服）6g。7剂，每日1剂，水煎服。

二诊：服药后血止，余症减轻。上方去生牡蛎、仙鹤草，加炒续断、女贞子、旱莲草各15g，再进7剂。之后再调整月经周期3个月，随访月经正常。

【按语】该例患者冲任虚寒、瘀血内停，治以温补冲任兼化瘀止血，使冲任得充，瘀血得化，新血得生，诸证可除。

2. 闭经

张某，女，36岁，2007年8月26日初诊。月经停闭1年。患者平时月经正常，一年前因经期淋雨感寒，以致经闭不下。现感少腹冷痛，精神怯弱，四肢不温，胸闷恶心，大便稀薄，白带增多，舌淡红、苔白滑，脉沉细缓。妇科检查：宫颈轻度糜烂，余未见异常。诊断：闭经（继发性）。证属寒湿乘虚客于冲任，胞脉闭塞。治以温寒燥湿，养血通经。予温经汤加减。药用：党参15g，吴茱萸、白芍、甘草各6g，桂枝、桃仁、赤芍、苍术各10g，当归、丹参各18g，丹皮、川牛膝、乌药各12g，半夏9g。每日1剂，水煎服。服用15剂，月事已通，量多色暗，夹有血块，小腹冷痛消失，余症均减；再调整月经周期3个月，随访月经正常。

【按语】该例是由于寒湿乘虚客于冲任，胞脉闭塞所致。血为寒凝，气血不畅，故见少腹冷痛，月经停闭诸症。用温寒燥湿、养血通经之法，使攻不伤正，补不滞邪。药到病除，竟得痊愈。

3.痛经

吴某，女，24岁，2008年4月20日初诊。经前及经期小腹冷痛近10年。患者14岁月经初潮，一般推后1周，每在经前与行经时小腹冷痛，喜按，得热痛减，经量较少，色暗红夹血块，伴腰膝酸胀，神疲乏力、舌质淡红、边夹瘀点、苔白滑，脉沉细。妇科检查无异常。中医诊断为痛经，证属寒湿凝滞。治以温经散寒，行气活血。予温经汤加减。药用：党参、当归各15g，吴茱萸、炙甘草各6g，桂枝10g，川芎、赤芍、制香附、川牛膝各12g，延胡索、丹参各18g。每日1剂，水煎服。服药7剂，阴道排出片状白膜，小腹冷痛减轻，余症亦减。原方去牛膝，加阿胶10g，再服7剂，腹痛缓解。此后每次经前服初诊时方剂7剂，共服3次后月经正常，未见痛经。

【按语】该例系寒湿之邪伤于下焦，客于胞宫，血被寒滞，运行不畅而致。治以温经散寒，使寒邪得散，瘀血得下。寒散瘀除，则疼痛消除，余症亦随之而解。

《金匮要略》温经汤是仲景根据女性冲任虚寒兼瘀血内停的病理特点而创立，方中12味药全面兼顾了虚、实、寒、热，把调理脾胃、温经散寒、行气养血有机地熔为一炉，体现了脉证并治、整体观念的辨证施治精神。在此基础上后世临床创制了其他温经汤，如《校注妇人良方》温经汤与仲景温经汤名同而方有异，《校注妇人良方》温经汤方重在活血化瘀，而温补不足，主治以实证为主，但方中却伍用健脾益气之品，此正是陈自明得之于仲景温经汤的用药经验。由此可知，《金匮要略》温经汤是开后世妇科临床用温补法治疗多种疾病之先河。

（杨利侠）

《金匮要略》"实脾"刍议

《金匮要略·脏腑经络先后病脉证》首条云:"夫治未病者,见肝之病,知肝传脾,当先实脾,四季脾王不受邪,即勿补之;中工不晓相传,见肝之病,不解实脾,惟治肝也。"本条提到"肝病实脾"治则是仲景治未病思想的具体体现,对后世具有深远影响,至今在肝病治疗过程中,仍多采用实脾之法。笔者长期从事《金匮要略》的教学工作,在教学过程中,对"实脾"的理解有不同的认识,在此陈以管见,以求正于同道。

一、"实脾"的含义

对于《金匮要略》第 1 条所提"实脾",历来医家都把"实"字当作动词来理解,这样就容易把"实脾"理解为"补脾",如《金匮要略译释》[1]及《金匮要略语译》[2]等皆持此观点。诚然,补脾是实脾的重要方面,但并非实脾之全部。显然这种认识尚不全面,不能完全揭示"实脾"的本质,难以正确指导临床,因此许多医家将"实脾"解释为"调补脾脏",持这种观点的医家占大多数。"调补脾脏"确实很好地阐释了"实脾"的本质,认为"实脾"并不是单纯的"补",而是"调"与"补"的有机结合。"补"是指在脾虚的情况下,采用"甘味"之药健脾补中,加强脾胃生化气血功能,既防病邪入侵,又可资生肝血,使肝有所藏;"调"是指用调和之法,以防脾土壅滞,从而维持脾正常的运化功能,同时改善肝的病理状态。临床上常补之以人参、白术、黄芪、炙甘草、蜂蜜、饴糖等;调之以陈皮、佛手、木香、青皮、焦三仙等。这种"实脾法"有利于防止疾病的传变、蔓延,以保护未病之脏腑,似乎完美地解决了"肝病实脾"的问题,无论从理论还是临床实践看都无懈可击。

那么"调补脾脏"就是仲景"实脾"的完整诠释吗？我们不妨看看《金匮要略》原文，仲景明确提出"四季脾王不受邪，即勿补之"。显然，"实脾"的最终目的就是使脾脏"不受邪"，欲使脾脏"不受邪"，就必须先使脾气旺盛，脾脏健运。所以尤在泾有"脏病惟虚者受之，而实者不受"之语。换言之，脾脏健旺"不受邪"就不需要再来调补脾脏。由此看来，"调补脾脏"也不能完全阐释"实脾"的真正含义。

我们不揣愚陋，认为"实脾"之"实"在此应当是名词使动用法，"实脾"即"使脾脏实"之意。"实"与"虚"相对应，"实脾"亦即"使脾脏不虚"。不虚即是指脾气旺盛，脾运正常，也就是仲景所说的"五脏元真通畅"。这与《黄帝内经》所谓"精神内守，病安从来"的道理是一样的。宋·程颐曰："心有主则实，实则外患不能入。"

《伤寒论》第278条云："虽暴烦，下利日十余行，必自止，以脾家实，腐秽当去故也。""实"字意义都与此相同，指正气充沛，脏腑功能正常之意。因此，凡是可以使脾气旺盛、脾脏健运、脾不受邪的治疗方法都属于"实脾"范畴。

二、"实脾"的内容

通过以上论述可知"实脾"包括以下几个方面内容：①脾脏素虚，木旺乘脾，则宜补脾来实脾；②脾气不虚，但肝病邪气过盛，日久亦会影响到脾，故可在治肝中加些实脾的药；③脾脏未虚，在肝病始发或病程不长时，影响到脾胃功能，出现脾气郁滞、脾胃失和或脾呆等证时，则宜通过理脾、运脾、醒脾等法来实脾；④脾气旺盛，肝病始发或肝邪不盛时，则只需治肝即可。

三、"实脾"之方法

临床上具体的实脾方法主要有以下几种。

1. 健脾补气

若患者脾气素虚，症见食少便溏，神疲肢倦，面色㿠白，舌质淡、体胖有齿痕等，则应健脾补气，常选用党参、白术、黄芪、山药等药实脾。所以《医宗金鉴》云："若时衰脾虚，则知肝必传脾，先补未病之脾，兼治已病之肝。"

2. 温脾散寒

若属脾寒，症见形寒怕冷，四肢发凉，或见浮肿，口泛清水，胃腹隐痛喜暖，喜按，女子白带清稀量多，舌质淡，脉沉弱无力。治宜温脾散寒。常选用附子、白术、干姜、沉香、乌药、生姜、厚朴等。

3. 化湿运脾

若患者症见脘痞腹胀，纳谷不香，恶心厌油，四肢倦怠，大便稀溏，舌苔厚腻等中焦湿阻、运化壅滞症状，则应化湿运脾，而不要一味滋补，以免气壅中焦，影响肝之疏泄。故临证治疗肝病传脾多用解其脾困、运其脾气的法则，适当助以补益，补运兼施，从而产生"补脾而能流动不滞"的功效，脾运得健，令清气升发，浊气下降，湿自流化，水谷乃分。此即"运脾"的学术内涵。故有学者[3, 4]提出"脾健不在补贵在运"，其中的"运"包涵"行、转、旋、动"之义，有动而不息之特征。常选用苍术、陈皮、法半夏、茯苓、木瓜、佛手等药实脾；若湿郁化热，又可配入清热化湿之品，如薏苡仁、黄连、黄芩、大黄、茵陈、六一散等药。

4. 芳化醒脾

若患者症见无食欲，尚能进食，但食而不知其味，舌苔白或腻等脾呆症状，则宜芳化醒脾，旨在促进脾运功能。常选用藿香、佩兰、砂仁、蔻仁、绿萼梅、玫瑰花等药。

5. 调理脾胃

若患者症见食后腹胀，能食不能化，脘腹胀满，大便量多，舌苔白等脾胃失和症状，则宜调理脾胃。常选用莱菔子、焦槟榔、生麦芽、炒谷芽、生稻芽、神曲、生山楂等药实脾。

四、小结

由上可知，"实脾"之"实"是名词使动用法，"实脾"即"使脾脏实"之意，凡是可以使脾气旺盛，脾脏健运，脾不受邪的治疗方法都属于"实脾"的范畴。可见，对于肝病的治疗，既要掌握它的原则性（在治肝的同时，使脾不受邪），又要注意实脾的灵活性（实脾包括补脾、温脾、理脾、运脾、醒脾等），不可胶柱鼓瑟。当然，如果不知已病防变的道理，对疾病的治疗、转归更是不利的。

（徐建虎）

参考文献

［1］李克光. 金匮要略译释［M］. 上海：上海科学技术出版社. 1993：21.

［2］何任. 金匮要略语译［M］. 北京：人民卫生出版社. 1990：2.

［3］江育仁. 脾健不在补贵在运——运脾法在儿科临床的实践意义［J］. 中医杂志，1983，（1）：4-6.

［4］陆力生，韩新民. 脾健不在补贵在运［J］. 上海中医药杂志，2002，36（1）：4-7.

《金匮要略》安胎养胎法探讨

《金匮要略》被誉为"妇科临床之祖"，书中所载妇人三篇既有理论阐述，又有临床经验记载，备受临床医师所推崇。其中《妇人妊娠病脉证并治》篇中对安胎养胎法的认识立论全面，对后世影响颇大，对于现代妇科安胎理论和实践具有一定的指导意义，现总结如下。

一、以证立方，治病安胎并举

《妇人妊娠病脉证并治》篇中共有原文 11 条，总计有方 9 首，论述安胎养胎七法。

1. 调和阴阳，和胃安胎

该法适宜于阴阳失和，冲气上逆所致之妊娠恶阻。证见"妇人得平脉，阴脉小弱，其人渴，不能食，无寒热，名妊娠，桂枝汤主之"。妊娠初期，像似有病而脉平和，又非外感寒热邪气，故呕吐不能食，是由于妇人妊娠后，气血聚于下以养胎，气血平衡失和，此时之治，惟宜桂枝汤调阴阳，和脾胃，方用桂枝、白芍和营、调其肝血，生姜降逆止呕，甘草、大枣甘和补脾，则呕止食进，恶阻可愈。

2. 化瘀消癥，固护胎元

该法适宜于素有癥病，复以受孕，病碍胎之证。证见"妇人宿有癥病，经断未及三月，而得漏下不止，胎动在脐上者，为癥痼害……所以血不止者，其癥不去故也，当下其癥，桂枝茯苓丸主之"。此乃妇人素有癥病，停经三月，瘀血内阻，造成血不归经所致。如旧血不去，则血终难止，故用桂枝茯苓丸消瘀化癥，使瘀去血止。方中桂枝辛温，温通血脉；茯苓安正气，健脾和中；芍药调营益阴；丹皮、桃仁活血化瘀。诸药和用，则有化瘀消癥、固护胎元之功用。特别是炼蜜为丸，每次服兔屎大5粒，丸者缓也，剂量又小，药力又薄而不峻，固有癥下而胎不伤之妙。

3. 温阳散寒，暖宫安胎

该法适宜于阳虚寒盛，宫口不合之证。证见"妇人怀娠六七月，脉弦发热，其胎愈胀，腹痛恶寒者，少腹如扇。所以然者，子脏开故也，当以附子汤温其脏"。阴寒内盛，子宫开而不合，以致腹痛胎胀，对胎儿构成很大威胁，急当温阳散寒、暖宫安胎为治。用能入肾温下焦的附子汤为宜。

4. 调补冲任，养血安胎

该法适宜于冲任虚损，妊娠下血之证。证见"妇人有漏下者……假令妊娠腹中痛，为胞阻，胶艾汤主之"。冲任不固，胎失所系，故妊娠下血，胎动不安，腹中疼痛，治宜调补冲任，养血安胎，胶艾汤主之。方中阿胶补血止血，艾叶温经止血，二药合用止血安胎；地、归、芎、芍养血和血，甘草调和诸药；清酒以行药力。诸药合用，既可养血止血，又能安胎。现代临床常用本方随证化裁治疗先兆流产、习惯性流产等所致的出血不止。

5. 养血疏肝，健脾安胎

该法适宜于气郁血滞，肝脾不调之妊娠腹痛证。证见"妇人怀妊，腹中疠痛，当归芍药散主之"。本证乃肝虚气郁血滞，脾虚气弱则湿生，故用当归芍药散以养血疏肝，健脾利湿安胎。方中重用芍药养血柔肝，缓急止痛，佐以归、芎调和气血，配以茯苓、白术、泽泻健脾利湿，使血调气运，脾健湿除而安胎。

6. 养血健脾，清热安胎

该法适宜于肝脾不足，血虚湿热之证。证见"妇人妊娠，宜常服当归散主之"。妇人妊娠尤重肝脾，因肝主藏血，血以养胎，脾主健运，乃气血生化之源。本条以方测证即为肝血不足、脾失健运之证，肝血虚而生内热，脾不运而生湿，湿热内阻，胎动不安，故用当归散养血健脾、清化湿热。方中当归、芍药、川芎补肝养血，白术健脾除湿，黄芩坚阴清热。合用之，使血虚得补，湿热得除，邪去正安，而达养胎、安胎之效。后世将白术、黄芩视为安胎圣药，其源概出于此。

7. 健脾温中，散寒安胎

该法适宜于脾虚寒湿，胎动不安之证。证见"妊娠养胎，白术散主之"。以方测证，此乃为脾虚失运，寒湿中阻所致。寒为阴邪，其性凝滞，寒湿阻遏，气机不利，以致心腹时痛。湿停中焦，蕴蓄不化，逆而上泛，故呕吐清涎。脾虚，健运失常，因而不欲饮食。寒湿之邪，殃及胞宫，胎失所养，是以胎动不安。故以白术散健脾温中，除湿安胎。方中白术健脾燥湿并主安胎为君，川芎和肝舒气而主养胎为臣，蜀椒温中散寒为佐，牡蛎收敛固涩为使。诸药合用，共奏温中健脾、散寒安胎之功。

二、安胎养胎的用药特点

1. 巧用"禁药"

众所周知，妊娠期间，用药尤宜慎重，凡是对胎儿不利、妊娠禁忌者，均当慎用或禁用。但是张仲景在附子汤、胶艾汤、桂枝茯苓丸、当归芍药散等方中却用了附子、川芎、当归、丹皮等妊娠期慎用或禁用之品。特别是附子，医家多认为此药大辛大热，走而不守有破坚作用，且因有"胎前不宜热"之说，所以世人皆以其为堕胎百药之长，而仲景独用以为安胎之品，可见其胆识过人，医技超群，也符合《内经》"有故无殒"的说法。胶艾汤中用当归、川芎养血和血主动，但有阿胶、芍药、地黄之静，且依其用量，静多动少，虽妊娠下血，也不足虑。当归芍药散中，因芍药倍用，加之配伍白术、茯苓，用当归、川芎而无动胎之弊。

2. 妊娠养胎，重视肝脾

妇人妊娠，肝脾两脏最关紧要，因肝主藏血，血以养胎，脾主运化，为气血生化之源。妊娠以后，阴血聚于下以养胎，阳气浮亢而生热；脾失健运则生湿，血虚湿热留聚而易影响胎儿。因此在养胎方白术散、当归散中皆为肝脾同治，使肝脾调和，二经和顺，胎气自安。

3. 药酒同用，相得益彰

妇女有经、带、胎、产等生理特点，妊娠期、哺乳期不宜使用酒类，行经期不宜使用有猛烈活血作用的酒类，这是医学界公认的常规。但《金匮要略》中却突破常规，在治疗妊娠腹痛服当归芍药散时以"酒和而口服"；在治疗胞阻时胶艾汤用"清酒三升与水合煮"；在治疗胎动不安时，当归散、白术散皆用酒服。仔细研读原文即知，仲景所用酒煮或酒服的4个方剂所主之证均存在寒邪，将散寒剂与酒同用，以破伏寒之凝结，另外妊娠之人常因胎而气滞，取酒之温通，主行药势，以和血脉壅滞，从而达到孕妇气血和调而胎自安的目的。

4. 无病将养，预防为主

《金匮要略》中对于妊娠期疾病的预防尤为重视。如"妇人妊娠，宜常服当归散主之"。在其后的服法中有"妊娠常服即易产，胎无苦疾。产后百病悉主之"，"妊娠养胎，白术散主之"。虽然对原文中的"常服""妊娠养胎"两词应活看，即妊娠肝脾不调者常服当归散，有助于清化湿热、安胎保产；脾虚而寒湿中阻之心腹时痛、胎动不安、呕吐清涎等，用白术散可祛病安胎，而无病则不需服用。但是这两条原文中蕴含着妊娠养胎，注重预防的指导思想，为当今日臻完善的孕期保健医学奠定了基础。

总之，《金匮要略》中安胎养胎法论述全面具体，临床用药独特，尤其善用"禁药、慎药"，煎煮服法因病而异，实为当今临床医师学习和借鉴的典范，在提倡优生优育的今天，更具有一定的临床指导意义和研究价值。

（杨利侠）

《金匮要略》中营卫失常病证探析

营卫失常是许多疾病发生发展的内在因素，恢复营卫功能是治疗这些疾病的重要手段。《金匮要略》中论述了诸多营卫失常病证：认为中风、瘾疹、萎黄的病机是营卫俱虚，血痹病的病机是卫阳不足、营阴涩滞，历节、黄汗的病机是营气不通、卫气不行，虚劳的病机是卫虚营竭、营卫气伤，肺痈的形成与风热入中营卫有关，寒疝、水气病当责卫气不行、邪正相搏，其中水气病也由营卫相干、营卫俱劳所致。

营卫二气是人体之气的两个重要组成部分，营卫失常与许多疾病的发生发展密切相关，张仲景十分重视营卫失常在发病中的重要作用，对此有诸多论述。兹就《金匮要略》中营卫失常病机与相关病证关系探析如下。

一、营卫俱虚

1. 中风

张仲景所论中风侧重内虚外风。认为营卫气血虚，络脉不充，卫外不固，导致风寒之邪侵袭，停留于虚处。受邪的一侧，营卫空虚，络脉不荣，缓而不用，出现松弛状态；无病的一侧，营卫运行正常，相对的紧张拘急，缓者为急者牵引，于是口眼㖞斜。病邪中人有深浅，浅者，营气不能运行于肌表，则肌肤麻木不仁；较重时邪中于经脉，则营卫不能运行于肢体，出现肢体沉重。即《金匮要略·中风历节病脉证并治》第二条所说："寸口脉浮而紧，紧则为寒，浮则为虚；寒虚相搏，邪在皮肤；浮者血虚，络脉空虚；贼邪不泻，或左或右；邪气反缓，正气即急，正气引邪，㖞僻不遂。邪在于络，肌肤不仁；邪在于经，即重不胜。"在第三条中又说："寸口脉迟而缓，迟则为寒，缓则为虚；荣缓则为亡血，卫缓则为中风。"

2. 瘾疹

瘾疹为风寒之邪，乘营卫气血之虚而侵入，客于肌肤所致。如在《金匮要略·中风历节病脉证并治》第三条说："邪气中经，则身痒而瘾疹。"

3. 萎黄

萎黄为脾胃气血虚弱，营卫不足，肌肤失于营养引起的病证。张仲景认为营卫充足调和，相伴相随可以使面色容光，肌肤调柔。反之，营卫不足是导致面色萎黄、肌肤枯槁的根本。在《金匮要略·黄疸病脉证并治》第二十二条中说："男子黄，小便自利，当与虚劳小建中汤。"黄疸由湿热内蕴引起，其证多小便不利，今小便利而黄不去，知非湿热黄疸，而为脾胃气血虚弱，营卫不足的萎黄证。故用小建中汤调理脾胃而益营卫。

二、卫阳不足，营阴涩滞

此主要指血痹病的病理。血痹是以阳气不足，阴血涩滞，外邪侵袭为病机的病证。阳为卫阳，阴指营阴，邪即风邪。病在于表，治法以调和营卫为主，方用黄芪桂枝五物汤。如《金匮要略·血痹虚劳病脉证并治》第二条所说："血痹阴阳俱微，寸口关上微，尺中小紧，外证身体不仁，如风痹状，黄芪桂枝五物汤主之。"方中黄芪补气实卫，桂枝、芍药通阳除痹行营，生姜、大枣调和营卫，共成走表益卫、调和营卫、通阳行痹的作用。

三、营气不通，卫气不行

在历节、黄汗中论述了此一营卫失常病理。历节与黄汗有相似的病机特点：营气不通，卫气不行，营卫不相伴相随而俱微，最终导致三焦无气而四肢失养。如《金匮要略·中风历节病脉证并治》第九条所说："荣气不通，卫不独行，荣卫俱微，三焦无所御，四属断绝，身体羸瘦，独足肿大，黄汗出，胫冷。假令发热，便为历节也。"因为营卫为水谷之气，三焦受气于水谷，而四肢禀气于三焦，故营卫微，精微不化于上，则身体羸瘦；阴浊独注于下，则足肿胫冷黄汗出。在《金匮要略·水气病脉证并治》第二十九条给出黄汗方治，"黄汗之病……桂枝加黄芪汤主之"。方中用桂枝汤调和营卫，黄芪走表行卫逐湿。

四、卫虚营竭，营卫气伤

这一病理与虚劳发展有密切关系。虚劳为慢性衰弱性疾患。如《金匮要略·消渴小便不利淋病脉证并治》第二条说："寸口脉浮而迟，浮即为虚，迟即为劳；虚则卫气不足，劳则营气竭。"认为虚劳可致营卫不足。虚损日久，可致"经络营卫气伤"，生成瘀血，使营卫不能营养肌肤，出现"肌肤甲错"等表现，张仲景处方大黄䗪虫丸。如《金匮要略·血痹虚劳病脉证并治》第十八条所说："五劳虚极羸瘦，腹满不能饮食，食伤，忧伤，饮伤，房室伤，饥伤，劳伤，经络营卫气伤，内有干血，肌肤甲错，两目黯黑。缓中补虚，大黄䗪虫丸主之。"

五、风热入中营卫

与肺痈的形成密切相关。如《金匮要略·肺痿肺痈咳嗽上气病脉证治》第二条说："问曰：病咳逆，脉之何以知此为肺痈？当有脓血，吐之则死，其脉何类？师曰：寸口脉微而数，微则为风，数则为热；微则汗出，数则恶寒。风中于卫，呼气不入；热过于荣，吸而不出。风伤皮毛，热伤血脉。"认为肺痈是风热从皮毛而入，内舍于肺，与营卫搏结，营卫郁滞，肺气不利，痰涎内生，瘀而生热，热胜肉腐成痈。

六、卫气不行，邪正相搏

1. 寒疝

《金匮要略·腹满寒疝宿食病脉证治》第十七条说："腹痛，脉弦而紧，弦则卫气不行，即恶寒，紧则不欲食，邪正相搏，即为寒疝。"指出寒疝为卫气不行、寒邪内结所致。卫气不行，则恶寒；寒邪内结，则不欲食、腹痛。此可以从所给出的方剂加以佐证。如第十九条："寒疝腹中痛，逆冷，手足不仁，若身疼痛，灸刺诸药不能治，抵当乌头桂枝汤主之。"方中桂枝汤行卫于外，乌头温阳散寒行卫于内，并助桂枝汤散寒通卫，以达到表里双解的目的。

2. 水气病

水气病是以水液代谢失常为特征的疾病群，与营卫失常病机有密切关系。如《金匮要略·水气病脉证并治》第九条说："寸口脉弦而紧，弦则卫气不行，即恶寒，水不沾流，走于肠间。"指出寒气外束，卫阳被郁，表气不宣，肺失宣通，水气内留，聚为水肿。

七、营卫相干

这一病理见于水气病。如《金匮要略·水气病脉证并治》第二十一条说："寸口脉沉而紧，沉为水，紧为寒，沉紧相搏，结在关元，始时尚微，年盛不觉，阳衰之后，荣卫相干，阳损阴盛，结寒微动，肾气上冲，喉咽塞噎，胁下急痛。"指出水寒结在下焦关元，病初起时年壮体盛营卫尚足，所以没有什么感觉。随着年龄增加，阳气渐衰，营卫运行失常（如营气顺脉，卫气逆行），正虚邪盛，水寒之气挟肾气上冲，出现咽喉塞噎、胁下急痛等症状发生。

八、营卫俱劳

此病理见于水气病。是一种营卫之间关系更加复杂的病理。如《金匮要略·水气病脉证并治》第三十条说："寸口脉迟而涩，迟则为寒，涩为血不足。趺阳脉微而迟，微则为气，迟则为寒。寒气不足，则手足逆冷；手足逆冷，则荣卫不利；荣卫不利，则腹满肠鸣相逐，气转膀胱，荣卫俱劳；阳气不通即身冷，阴气不通即骨疼；阳前通则恶寒，阴前通则痹不仁。"本条病机为营卫不足，营卫相干，感受寒邪所致，病在气分。卫阳不足，温煦失司，寒邪外客，则手足逆冷。寒邪外客，复令营卫更加失常：营气顺脉，卫气逆行，清浊相干，在腹则为腹满、肠鸣；在膀胱则气化不利，聚水而为水气病。久之营卫俱虚，卫气不行则身冷、恶寒；营气不荣则骨疼、麻木不仁。治疗原则为调和营卫阴阳，使营卫相伴相随，则营卫运行正常，发挥温煦濡养的功能；营卫运行正常，则可布散于肌表，邪气则易祛除。其病在营卫，属气，故名气分。水气病有虚实之分，从气分病中给出的方剂也可以看出营卫失常的病机特点。如三十一条说："气分，心下坚，大如盘，边如旋杯，水饮所作，桂枝去芍药加麻辛附子汤主之。"气分病水饮内停故用桂枝去芍药加麻辛附子汤温阳散寒，通利营卫。方中用桂枝去芍药汤振奋卫阳，麻辛附子汤温发里阳，两者相合，通彻表里，使阳气通行，阴凝解散，营卫通利，水饮自消。

九、总结

综上所述，《金匮要略》中论述的营卫失常病理是十分丰富与复杂的，这又从一个侧面提示我们重视营卫在疾病发生发展中重要作用，挖掘其内涵是有重要意义的。

（周小平）

木防己汤中石膏作用探析

木防己汤见于《金匮要略·痰饮咳嗽病脉证并治》第24条："膈间支饮，其人喘满，心下痞坚，面色黧黑，其脉沉紧，得之数十日，医吐下之不愈，木防己汤主之。虚者即愈，实者三日复发，复与不愈者，宜木防己汤去石膏加茯苓芒硝汤主之。"木防己汤为治疗支饮的名方，由木防己、石膏、桂枝、人参组成。因为方中石膏一药的应用指征不明，故历代医家多根据《神农本草经》中石膏记载随文衍义。关于石膏在木防己汤中的作用众说纷纭，莫衷一是，很大程度上限制了本方的应用。我们不揣愚陋，拟从以下几方面探讨石膏在本方中的作用。

一、木防己汤证候分析及组方意义

木防己汤用于膈间支饮痞坚成实之证。膈间饮邪，上迫于肺，肺气壅塞，故气喘、胸满；饮聚于胃，气机阻滞，故心下痞满坚硬；水饮内结，妨碍营卫的运行，营卫运行不利则面色黧黑；寒饮深结在里，故其脉沉紧。病经数十日，又经吐、下等攻法误治，正气必然受损，故云"医吐下之不愈"，正气既虚，饮邪更难消散，以致形成正虚邪实的支饮重证，此时只有正邪兼顾方为正治，用木防己汤，取其攻补兼施之意。方中木防己辛苦寒、泄利消饮，桂枝辛温、通阳化气，人参扶正补虚。石膏功善清热，但木防己汤证原文并未提及发热，且经过吐、下误治，中阳已伤，似乎应当忌用石膏，缘何张仲景仍在方中加用石膏，且石膏用量多达十二枚鸡子大（重约1200g[1-2]）？这给后世医家造成很大困惑，故有医家提出关于本方的组方原理，也同样令人费解，看上去显得很杂，值得同道们深入研究。

国内外临床研究与实验研究均显示，木防己汤对充血性心力衰竭[4-9]、心功能不全[10]、肺心病[11, 12]、单纯性收缩压升高心等有明显疗效。日本矢数道明[14]谓："木防己汤证即是对急慢性心脏功能不全的各重要症状所作的简明扼要的概括。"日本汤本求真[15]用本方（木防己汤）治浮肿性脚气及心脏瓣膜病代偿机能障碍性水肿，得捷效。上述文献表明，木防己汤疗效卓著且被中外医家所证实，说明木防己汤组方严谨，石膏非随意所加。

二、历代医家对木防己汤中石膏作用的认识

关于木防己汤中石膏的作用，历来医家众说纷纭，约而言之有以下几种观点。一是清肺平喘。如清·周扬俊《金匮玉函经二注》谓："石膏味辛甘微寒，主心下逆气，清肺定喘。"清·黄元御《金匮要略悬解》云："防己、石膏泻水而清金也。"二是清解郁热。如清·徐彬《金匮要略论注》曰："痞则胸中必郁虚热，故加石膏。"清·尤在泾《金匮要略心典》云"痞坚之处，必有伏阳，吐下之余，定无完气，书不尽言，而意可会也。故又以石膏治热，人参益虚，于法可谓密矣。"各版《金匮要略》教材也多持此观点；三是主心下逆气。如赵以德、周扬俊、程林等均持此观点，但多夹杂于前2种观点内；四是重镇降饮。如范永升主编的《金匮要略》教材认为："石膏其性沉降，可镇饮邪之上逆。"陆渊雷引《方函口诀》云："膈间水气，非石膏则不能坠下。"五是解肌散饮。如清·李彣《金匮要略广注》云："防己利水入膀胱经以泄水饮于下，石膏味辛能解肌出汗以散水饮于外。"诸说从不同角度阐释石膏在木防己汤中的作用，各有所据。但是从木防己汤与木防己去石膏加茯苓芒硝汤的方药组成及功效来看，上述观点都值得商榷。原文曰："虚者即愈，实者三日复发，复与不愈者，宜木防己汤去石膏加茯苓芒硝汤主之。"历版《金匮要略》教材皆认为，"虚者"指心下虚软，"实者"指心下痞坚结实。服木防己汤之后，若"心下痞坚"变虚软，说明水去气行，结聚已散，故云"虚者即愈"；若"心下痞坚"未转虚软，痞坚结实之证仍在，说明饮结未

散，阳气暂行而饮邪复聚，故云"实者三日复发，复与不愈者，宜木防己汤去石膏加茯苓芒硝汤主之"者，说明经过"试探"治疗，病情已非木防己汤所能胜任，故用木防己汤去石膏加茯苓芒硝汤治之。此方将木防己汤中石膏易为茯苓、芒硝。茯苓健脾渗湿化痰，芒硝咸寒软坚散结，二药合用取其化痰软坚散结之用。换言之，木防己汤去石膏加茯苓芒硝汤与木防己汤相比，增强了化痰软坚散结的力量。从原文"心下痞坚"之证服用木防己汤后的转归来看，无论"虚者即愈"抑或是"三日复发"，均说明木防己汤也具有化痰软坚散结的力量，但力量较弱，对于痞坚结实之证较重者，难竟全功，致病情反复。上述5种观点对此避而不谈，令人难以信服。显然，木防己汤方中起此作用的非石膏莫属，因此我们认为石膏在木防己汤中主要起化痰散结的作用。

三、石膏化痰散结的佐证

陈伯坛在《读过金匮卷十九》木防己汤条下云："……其心下坚如故者，惟有让功于石膏而已，石膏纹如肌理，凡坚而有虚隙者能破之。"毋庸置疑，陈伯坛认为石膏具有软坚散结之功，对坚而有虚隙者有效。何谓"虚隙"？《孙子·虚实》曰："进而不可御者，冲其虚也。"宋·张预注："对垒相持之际，见彼之虚隙，则急进而捣之，敌岂能御我也。"此处的"虚隙"指的是敌军的空隙、漏洞，比喻薄弱环节。由此可见，陈伯坛所谓的"坚而有虚隙"是指痰饮结聚心下，痞坚尚未完全结实。李克绍对石膏及木防己汤证虚实的认识有独到见解，他认为："过去讲石膏专清热，其实此药善清化黏痰。痰乃水饮与火邪煎熬所生，故凡痰黏满口，无论有无热象，都应加石膏清化……原文说虚者即愈，虚的意思是指痰虽黏稠但尚未成块，此正应石膏之治。若石膏不能治的痰，那就是结成痰块了，所谓实者即指此痰结成块，则必加芒硝软坚化痰。"李克绍此处还提及一案例，患者低热10余日，喘渴，痰黏不爽，满口黏液丝，拽拉不清，单用石膏煎水代茶，分次饮之而愈。案中石膏化痰散结的作用一目了然。

对于木防己汤证"虚""实"的认识，陈伯坛从病机上进行解释，李克绍从痰的质地上进行解释，教材则从症状上进行解释，三者解释的角度虽不同，但并不矛盾。三者参看，彼此互证，对于理解石膏在木防己汤证中的作用颇有帮助。

汤本求真在《皇汉医学》中引华冈青州语，认为石膏能"解伏凝"，"伏凝"指痰饮伏藏体内，凝聚不散，"解伏凝"即消散痰结之意。胡希恕亦有同样的观点，认为"生石膏有解凝作用"，且在《胡希恕金匮要略讲座》中明确指出[21]，石膏不仅解热还能稀薄痰液，"解凝""解伏凝""稀薄痰液"均是石膏化痰散结的得力明证。

四、结论

综上所述，我们认为石膏在木防己汤中主要起化痰散结作用，兼能清解郁热。临床上只要药证相符，无论有无热象均可放胆用之。

（徐建虎，李卫强）

参考文献

［1］黄煌. 经方100首［M］. 南京：江苏科学技术出版社. 2006：351.

［2］张家礼. 金匮要略［M］. 北京：中国中医药出版社，2004：500.

［3］张勇，顾怀海. 但旭旸老师对木防己汤方的修订意见［J］. 贵阳中医学院学报. 1983，（3）：45.

［4］濑户隆子. 木防己汤对豚鼠心功能的影响［J］. 贺玉琢译. 国外医学（中医中药分册）. 1998，20（5）：62.

［5］同心. 木防己汤对实验性心肌损害的预防效果［J］. 国外医学（中医中药分册）. 1999，21（3）：18.

［6］阎英杰. 木防己汤治疗心力衰竭的临床疗效评价［J］. 国外医学（中医中药分册），2003，（05）：294.

[7] 陈拥军.加味木防己汤治疗充血性心力衰竭体会 [J]. 实用中医药杂志, 2001, 17（3）: 40.

[8] 侯学艺, 李泉香, 侯萍. 木防己汤治疗慢性充血性心力衰竭 30 例 [J]. 陕西中医. 2002, 23（2）: 152-153.

[9] 赵声萍. 木防己汤加减对慢性充血性心衰患者心功能影响的临床观察 [J]. 北京中医药大学学报: 中医临床版, 2007, 13（4）: 30,

[10] 马垂宪, 马剑颖. 木防己汤治疗心功能不全的经验 [J]. 国外医学（中医中药分册）.2004, 26（4）: 232-233.

[11] 武洁. 加味木防己汤治疗慢性肺源性心脏病 68 例疗效观察 [J]. 四川中医, 2008, 26（1）: 68.

[12] 楼献奎. 木防己汤加味治疗肺心病心衰 38 例 [J]. 安徽中医学院学报.1994, 13（4）: 17.

[13] 朱西杰. 木防己汤加减治疗单纯性收缩压升高 50 例临床分析 [J]. 四川中医.2004, 22（12）: 43-44.

[14] 张家礼. 金匮要略选读 [M]. 北京: 中国中医药出版社, 1999: 253.

[15] 汤本求真. 皇汉医学 [M]. 周子叙, 译. 北京: 中国中医药出版社, 2007: 291.

[16] 陈伯坛. 读过金匮卷十九（下）[M]. 广州: 广东科技出版社.2009: 544.

[17] 孙武. 十一家注孙子校理 [M].曹操, 等, 注. 杨丙安, 校理. 北京: 中华书局.1993: 113414.

[18] 李克绍. 李克绍医学文集 [M]. 济南: 山东科学技术出版社.2006: 773.

[19] 汤本求真. 皇汉医学 [M]. 周子叙, 译. 北京: 中国中医药出版社, 2007: 159.

[20] 冯世纶. 中国百年百名中医临床家丛书——胡希恕 [M]. 北京:

中国中医药出版社 .2001：203.

[21] 胡希恕 . 胡希恕金匮要略讲座 [M] . 北京：学苑出版社，2008：225.

浅谈《金匮要略》之短气证

短气是临床常见症状，主要表现为呼吸短促，上下不相接续，在多种疾病的发生发展过程中，都有可能出现。张仲景尤其重视短气症状的辨识，常以此辨识证候，揭示病机。本文对其认识规律加以总结，以期有利于临床辨证论治。我们据病位病机对《金匮要略》中涉及短气的条文进行粗略分类，具体如下。

一、病位在肺

1. 肺中虚寒，肺气不利

《脏腑经络先后病脉证并治》篇言："师曰：息摇肩者，心中坚；息引胸中上气者咳；息张口短气者，肺痿唾沫。"结合肺痿病篇中对肺痿病的论述，辨证为上焦阳虚，肺气虚冷的虚寒肺痿。肺痿病，上焦虚寒，肺气微弱不振，失其宣肃，气机不利，津液上下输布不畅，故息张短气，口中多涎沫。上虚不能制下时，可见小便频数。

2. 实邪阻滞，肺气不利

《胸痹心痛短气病脉证治》篇中有三条有关短气的条文。第一条"平人无寒热，短气不足以息者，实也"，从症状来阐述胸痹的病机。某些患者平时与常人无二，但是可在不感受外邪的情况下，出现短气的症状。结合"阳微阴弦"总病机来说，上焦阳虚，津液随气流行，阳虚故而停聚，一旦阻塞胸中宗气，气机不利，呼吸便会出现异常，此实邪为祸。第二条提出了胸痹典型症状，"胸痹之病，喘息咳唾，胸背痛，短气，寸口脉沉而迟，关上小紧数"。胸痹的典型症状有喘息咳唾、胸背痛、短气。胸中阳气不振，阴邪上乘，胸背之间寒痰停聚，阻碍气机，所以见胸背痛、喘息咳嗽、短气等。后言脉象，阐明病机，寸口脉沉迟，关上小紧数，可与阳微阴弦互参，反映了阳虚阴盛、本虚标实的根本病机。第三条论述偏于气滞的胸痹，"胸痹，胸中气塞，短气，茯苓杏仁甘草汤主之，橘枳姜汤亦主之"。方症结合，胸中气塞，短气，未见疼痛，只出现呼吸异常，而后附方都偏重于宣畅气机化饮，可见此证为少量痰饮停聚胸中，阻碍气机运行，只出现短气、呼吸异常的改变。《痰饮咳嗽病脉证并治》篇用四条条文论述了水饮停聚于肺的脉象及主证。如"肺饮不弦，但苦喘短气"，"支饮亦喘而不能卧，加短气，其脉平也"，"咳逆倚息，短气不得卧，其形如肿，谓之支饮"，"水在心，心下坚筑，短气，恶水不欲饮"。痰饮病多见脉弦，"脉偏弦者，饮也"。当痰饮停聚于胸膈肺间时，其脉反而不弦，因其阻碍肺气宣发肃降，肺气不利，则见喘促短气、不能平卧、胸廓饱满诸症。痰饮流于心，即为水饮凌心，阻遏心阳，气机失调，则见心下坚实不舒、悸动不安、短气；水饮为阴邪，阻遏阳气，故见恶水不欲饮。

二、病位在脾

1. 脾虚不运

《痰饮咳嗽病脉证并治》篇言："夫病人饮水多，必暴喘满。凡食少饮多，水停心下，甚者则悸，微者短气。"论述了痰饮病的成因。脾胃虚弱之人如果饮水过多，就容易患痰饮病。饮水过多，脾胃运化不及，水液停聚而生饮。"脾气散精，上归于肺"，饮随气上下流行，停于肺间，肺失宣肃，肺气不利，必然满闷不舒短气，停于吸道，必见咳喘。严重呼吸不利，会影响宗气的生成和运行，心悸等症则可并见。

2. 脾胃虚寒

《水气病脉证并治》篇言："趺阳脉当伏，今反紧，本自有寒，疝瘕，腹中痛，医反下之，下之即胸满短气。"本条通过论述趺阳脉的脉象变化，阐述了水气病产生的病机。趺阳脉主脾胃，常脉为伏。现在脉有紧象，这种变化说明平素脾胃虚寒，突然罹患寒疝、瘕块等表现为腹中痛的疾病。寒者当温之，医生反而采用了攻下法，损伤了脾胃阳气，使中阳虚衰，水寒不化，上逆导致肺气不宣，故见胸闷、短气。

3. 脾经湿盛

《五脏风寒积聚病脉证并治》篇言："脾中风者，翕翕发热，形如醉人，腹中烦重，皮目眴眴而短气。"眼睑为足太阴脾经脉循行所过，脾主四肢。从症状来说，"翕翕发热，形如醉人，腹中烦重"属于中焦湿热的表现。水湿不化，眼皮浮肿跳动不停；脾失健运，湿浊流注，气机不畅，见呼吸不利短气。

三、病位在肾

1. 肾虚不纳

《脏腑经络先后病脉证并治》篇言："师曰：病人脉浮者在前，其病在表；浮者在后，其病在里，腰痛背强不能行，必短气而极也。"从脉象言病机，寸口脉尺部当沉，现在反而出现浮象，这是肾中精气不能潜藏浮越于外的脉象。腰者，肾之府也，其脉贯脊，现在肾气不能潜纳，腰失其养，气失其根，则见腰痛、背僵、短气等。

2. 肾阳衰微，水气犯肺

《血痹虚劳病脉证并治》篇言："男子脉虚沉弦，无寒热，短气里急，小便不利，面色白，时目瞑，兼衄，少腹满，此为劳使之然。"脉沉主里，弦主饮，虚主正气不足。无寒热则没有寒、热邪气。短气里急，为水气犯肺，肺气不降。小便不利，为肾阳虚衰，气化不利，水气内停。少腹满，是肾阳不足，水液不出，阻碍少腹气机，生胀满。张仲景认为过劳是其病因。

四、病位在表

1. 营卫不足，邪阻气道

《中风历节病脉证并治》篇言："寸口脉迟而缓，迟则为寒，缓则为虚，荣缓则为亡血，卫缓则为中风。邪气中经，则身痒而瘾疹。心气不足，邪气入中，则胸满而短气。"此条论述了瘾疹的发病机制。脉迟主寒，为卫阳不足。缓为虚，为气血不足，营卫俱虚则腠理不密，而邪气入内，发为风痒瘾疹。心气不足，邪气进一步深入，导致心气不足，血气懈惰，故见呼吸不利、胸闷短气等。

2. 正气不足，湿流关节

《中风历节病脉证并治》篇中出现短气症状并论述的条文有两条。第一条"盛人脉涩小，短气自汗出，历节疼，不可屈伸，此皆饮酒汗出当风所致"，此条论述的是气虚湿盛历节的病机和表现。身体强盛的人，其脉涩小，此为形盛气虚之人，外有余而内不足。饮酒而多湿，气不足以推动，湿邪阻滞，故见短气。气虚失固，则见自汗出。湿邪流注关节，发为历节病。仲景举"饮酒汗出当风"说明其病机为腠理空虚时，内有湿邪，表虚而外感风邪，风湿内外相搏，发为历节病。第二条为"诸肢节疼痛，身体魁羸，脚肿如脱，头眩短气，温温欲吐"，风湿邪气流传经脉关节，周身经络关节气血运行不畅，湿流关节，关节疼痛变形肿大，气血难以濡润周身。久病正衰，身体瘦弱。浊邪居下，湿伤于下，湿邪流注下焦，见小腿麻木不仁，湿阻关窍，全身气机必然失调，在肺见短气；在上部，清阳不升，则头眩；在中焦胃失和降，则呕吐。气机不畅，疏泄失常，导致心气郁而烦躁。证属于风寒湿痹阻关节经脉，日久化热伤阴。

《痉湿暍病脉证并治》篇言："风湿相搏，骨节疼烦，掣痛不得屈伸，近之则痛剧。汗出短气，小便不利，恶风不欲去衣，或身微肿者……"正气不足，风寒湿邪客于关节、筋骨、经络，使气血阻滞，津液不通，不通则痛。动而牵引筋脉而剧痛。肺气因之不利而短气。

值得注意的是，水饮湿邪随气上下流行，无处不达。停于一处久留不去，称留饮，如"胸中有留饮，其人短气而渴，四肢历节痛。脉沉者，有留饮"。留饮闭阻所居之处的阳气，阳气不达，多见脉沉。留于胸中，则妨碍胸中阳气的布散，阻碍宗气的运行，故见短气。留饮在肺，肺失宣发，津液不能上承，见口渴。饮留四肢关节，见历节痛。

五、治法治则

《金匮要略》中的短气证，以正虚邪实为基本病机。其基本治疗大法为温阳利气。气由肺主，而又紧密联系于脏腑、形体、关窍。肺中虚寒时，肺气不利则可出现短气证。结合《肺痿肺痈咳嗽上气病脉证治》篇，张仲景使用温阳散寒之法治疗虚寒肺痿的短气。以炙甘草补中益气，用干姜温复脾阳，此取培土生金之意。胸痹病的短气，虽为实邪阻滞于肺，但其病机为阳虚阴盛、本虚标实。张仲景方用瓜蒌薤白白酒汤，通阳散结、豁痰下气。瓜蒌豁痰下气；薤白通阳散结止痛；白酒宣散寒气、辛温轻扬。三药合用，使胸阳通畅、痹阻得通。偏于气滞的胸痹，胸中气塞，短气，未见疼痛，只出现了呼吸异常，附方都偏重于宣畅气机化饮，可见此证为少量痰饮停聚胸中，阻碍气机运行。茯苓杏仁甘草汤常用在饮阻于肺明显者；橘枳姜汤常用于中焦气机不利。往往它们互为因果，可以合用。

水饮的产生，多归结于脾虚。脾虚之人最怕饮食失节。脾失健运，或生湿；或因饮水无度，水液停聚而生饮。饮随气上下，流行经脉，停居某处，闭阻阳气，气机不利，故可见短气。治当健脾化湿、温阳化水。仲景但举攻下法伤脾阳之例，以示中焦阳气之重要。

因劳伤肾，肾不纳气、肾阳不足，一不能濡养肾经，则腰痛；二不能主水，则气化不利，水液内停，少腹满。在此情况下，短气证有发生的可能。"夫短气有微饮，当从小便去之，苓桂术甘汤主之，肾气丸亦主之"（《痰饮咳嗽病脉证并治》），以方测证，两个方剂都为温阳利水而设，此"温药和之"之意。水饮轻微，依旧会影响气机的正常运行，所以可见短气。脾主运化，肾主水，结合实际情况，偏于脾阳不足者，用苓桂术甘汤温阳补脾、利水消饮；偏于肾阳不足者，用肾气丸温肾化饮，"气化则能出矣"。

水饮湿邪随气流行，"三焦者，决渎之官，水道出焉"，"三焦膀胱者，腠理毫毛其应"。风邪袭表，开其腠理，水饮湿邪由三焦与风邪内外相搏，发为历节病。张仲景用桂枝芍药知母汤祛风除湿、温经散寒、兼顾养阴清热。或外感风寒湿邪，客于关节，气血阻滞，津液不通，疼痛而短气者，使用甘草附子汤温阳祛湿、益气固表，使邪从表祛，肺气得以宣发，短气可除。

六、讨论

综上所述，《金匮要略》中产生短气的原因不外乎是气机不利及气化不行，二者常常互为因果。短气证病位主要涉及肺、脾、肾三脏，干涉心，联系腠理及关节。肺之气虚或阳虚，导致气机不利，气化失司，津液输布障碍，在上出现多涎沫；在下可见小便频数。这些都是导致短气发生的原因。胸阳不振，阴邪上乘，心阳被扰，宗气外泄，宗气不能行呼吸，也会出现短气。脾失健运，水液内停，气化不行，痰、饮、水等病理产物通过阻碍阳气，影响气机升降出入的协调平衡，从而发生短气。肾阳不足，不能温化水液，水液不出，阻碍气机，故而短气。皮毛、腠理、关节等形体关窍感受外界邪气时，风寒湿邪气郁在关节、肌腠，就会使得气机出入失常，从而导致短气证的发生。人体脏腑形体相互联系，不能截然分开，一脏功能失调，必然会影响其他脏腑及关窍的正常功能。

临床出现短气证时，可以从温阳利气的角度指导我们的实践。要特别注意肺、脾、肾三脏功能是否正常协调，随证治之。文中对脾虚不可多饮水的论述，同样值得我们反思当代养生饮水观念。同时对张仲景学术思想的研究，提供一些思路。

（王浩，周小平）

参考文献

［1］李赛美，李宇航. 伤寒论讲义［M］. 北京：人民卫生出版社，2016：98-99.

［2］张琦. 金匮要略讲义［M］. 北京：人民卫生出版社，2016：11-

162.

［3］郭霭春. 黄帝内经素问白话解［M］. 北京：中国中医药出版社，
2012：228-229.

［4］宫成军.《伤寒论》喘证辨治探微［J］. 中华中医药杂志，2013，
28（1）：47-49.

［5］傅延龄. 新修伤寒论大辞典［M］. 北京：中国中医药出版社，
2017.

［6］刘海良，刘耀文，刘贵成.《金匮要略》胸痹心痛短气病脉证治探
微［J］. 江苏中医药，2004，25（4）：48-49.

［7］马杰，吴复苍《金匮要略》胸痹篇第6条引发的思考［J］. 浙江
中医药大学学报，2012，36（12）：1366-1367.

《金匮要略》的临床应用

胸痹心痛从五脏论治的体会

胸痹心痛是临床常见病证，以胸背彻痛、喘息咳唾、短气等为主要临床特征，包括现代医学的冠心病、心绞痛等。人体是一个有机整体，心脏能维持正常的生理功能，需各脏腑之间的相互配合、相互制约。胸痹虽多由于心脉痹阻所致，但其发病却与五脏密切相关。我们通过研读《金匮要略·胸痹心痛短气病脉证并治》，结合临床从五脏论治胸痹心痛的实践，兹述体会如下。

一、从心论治

《灵枢·五邪》曰："邪在心，则病心痛。"指出胸痹心痛病位在心。《金匮要略·胸痹心痛短气病脉证并治》明确表明"阳微阴弦"，即胸阳虚弱是胸痹心痛形成的主要原因。胸阳不足，下焦阴寒邪气上乘，凝聚心胸，痹阻胸阳，心络不通而见胸痛如绞，面色苍白，四肢不温，舌淡苔白，脉沉紧。治宜宣通心阳，化痰开痹。方用瓜蒌薤白白酒汤、瓜蒌薤白半夏汤加减。

【典型病例】

李某，女,54岁。2008年3月12日初诊。患者心前区疼痛5年余，近年来经常心前区绞痛、痛甚彻背，时缓时急，胸闷，气短，受凉加重，面色苍白，四肢不温，纳可，睡眠差，大便干，2~3日一行，小便正常。舌淡苔白，脉沉紧。

西医诊断：冠心病。

中医诊断：胸痹心痛（心阳亏虚）。

治法：宣通心阳，散寒开痹。方用瓜蒌薤白半夏汤合瓜蒌薤白白酒汤加味。药用：全瓜蒌 30g，薤白 15g，制半夏 15g，茯苓 15g，厚朴 10g，枳实 10g，菖蒲 10g，远志 10g，丹参 10g，佛手 10g，生甘草 6g，细辛 3g。日 1 剂，水中加少量白酒煎取 100mL，每日 2 次煎服。

服药 6 剂后，胸闷大减，疼痛次数减少。前方继服 12 剂后诸症缓解，复查心电图大致正常。

二、从肝论治

沈金鳌《杂病源流犀烛·心痛源流》曰："七情除喜之气能散于外，余皆令肝郁而心痛。"情绪失调，肝气郁结，致血行不畅，加重瘀血。采用疏肝理气兼以活血之法而奏效，用逍遥散合枳实薤白桂枝汤等方加减。伴高黏血症，加黄连、竹茹、川芎、地龙等；如疼痛较为明显则加冰片、檀香之类。

【典型病例】

韩某，女，48 岁。2008 年 8 月 12 日初诊。胸前憋闷疼痛 3 年余，时而放射致肩背及两胁，胸中偶有刺痛，情绪波动时加重，心悸，常有嗳气，食欲不振，腹胀痛，心烦少寐，腰背不适，大便溏。舌质暗、舌苔薄白，脉弦数。体征：心率快，莫菲氏征（+），肝胆区叩击痛（+）。B 超示：胆囊壁厚、毛糙。

西医诊断：胆心综合征。

中医诊断：胸痹心痛（肝气郁滞）。

治法：疏肝利胆，宽胸理气。方用大柴胡汤合瓜蒌薤白半夏汤加减。药用：柴胡 24g，黄芩 9g，芍药 15g，龙胆草 12g，瓜蒌 10g，薤白 10g，半夏 10g，厚朴 10g，枳壳 10g，香附 10g，郁金 10g，蒲黄 6g，五灵脂 6g。日 1 剂，水煎取汁 100ml，每日 2 次煎服。

服药 7 剂后，自觉气顺神爽，胸闷刺痛明显减轻，唯纳食欠香，时有嗳气。再以原方加焦三仙各 10g，连服 10 余剂后诸症均减轻。

三、从脾胃论治

原文第 5 条："胸痹，心中痞气，气结在胸……人参汤亦主之。"这里的"人参汤"即理中汤。脾为气血生化之源，一旦脾胃虚弱，运化失职，气血生化不足则子盗母气，胸中宗气不足或中焦脾胃阳气亏虚，阴寒邪气上逆，寒凝气滞痹阻胸阳而致胸痹；反之心阳不足，母病及子，可致脾气虚弱，心脾两脏相互影响，症状可见胸痛时常伴有频繁的恶心、呕吐和上腹胀痛，可兼见四肢不温、倦怠乏力、少气懒言、大便溏泄、舌质淡、脉沉弱而迟等。脾胃功能失司，化浊生痰，痰浊黏腻，阻遏气机，气滞则血流不畅，致心脉不通。宜缓则治本，扶助中阳，"养阳之虚，即以逐阴"。方选理中汤加减。

【典型病例】

刘某，男，68 岁。2007 年 9 月 15 日初诊。心前区疼痛 6 年余，痛时放射至左肩臂，两手自觉麻木，心悸胸闷，短气呃逆，食后加重，头晕目眩，倦怠乏力，失眠多梦，食少便溏。舌苔白腻、舌体胖大，脉沉细。

西医诊断：冠心病、心绞痛。

中医诊断：胸痹心痛（心脾两虚）。

治法：健脾益气，补心养血。方用枳实薤白桂枝汤与人参汤加减。药用：枳实 15g，薤白 10g，厚朴 10g，陈皮 10g，桂枝 12g，半夏 10g，人参 30g，炙甘草 6g，干姜 10g，白术 12g，当归 6g，莲子肉 10g。日 1 剂，水煎取汁 100ml，每日 2 次煎服。

服药 7 剂后，心痛立减，纳食益增，手麻减轻。后复加滋心养阴之品，如阿胶、麦冬、白芍之类，半年后心痛完全消失。

四、从肺论治

《素问·经脉别论》曰："饮入于胃，游溢精气……上归于肺，通调水道，下输膀胱，水精四布，五经并行。"肺主气，心主血，气为血帅，血为气母，若肺气虚则血行迟缓，致心血瘀阻不通，不通则心痛；另一方面，肺通调水道的功能失常，可使水液运行失常，聚而成痰，痰湿、水饮之邪影响心血的运行，血行不通则心痛。其次，心病可影响到肺，若心气不足或心阳不振，推动血运无力，心血瘀阻，又可影响到肺的宣降和呼吸功能，致痰湿、水饮内停，加重肺的功能损伤，进而再引起心的功能损伤加重，形成恶性循环。原文第 6 条茯苓杏仁甘草汤、橘枳姜汤证的"胸痹，胸中气塞，短气"，将胸痹与胸满短气并论，病机为饮邪为患，阻塞胸膈所致。此证属饮邪偏盛者，除胸中气塞、短气外，多兼咳嗽气逆、吐涎沫、小便不利、舌苔白滑等症，乃痰饮内盛，上乘于肺，肺气不利之故。治宜宣肺化饮利水。方用茯苓杏仁甘草汤等方化裁。方中茯苓利水、化痰除饮，杏仁宣肺降气祛痰，甘草健脾和中。三药相合，使饮去痰除而肺气畅利，则诸症自除。

【典型病例】

徐某，男，36 岁。2008 年 3 月 15 日初诊。胸满咳嗽 2 年余，吐黏痰，心悸气促，端坐呼吸，面色苍白，小便不利，肝在肋下 1.5cm，下肢有凹陷性水肿，舌苔白滑，脉象结代。

西医诊断：风湿性心脏病。

中医诊断：胸痹心痛（痰气交阻）。

治法：理气宣痹、通阳利水。方用枳实薤白桂枝汤合茯苓杏仁甘草汤。药用：枳实 6g，厚朴 10g，瓜蒌 10g，薤白 10g，桂枝 10g，杏仁 10g，法半夏 10g，茯苓 15g，甘草 3g。日 1 剂，水煎取汁 100mL，每日 2 次。

服 5 剂后，咳喘稍平，继用苓桂术甘汤、橘枳姜汤、瓜蒌薤白半夏汤加防己，服 5 剂，腿肿亦消。后用归脾丸常服调理诸症消失。

五、从肾论治

第 9 条"心痛彻背，背痛彻心"是心窝部与背部相互牵引作痛，其痛势剧烈。此乃阳气衰微，阴寒痼结，寒气前后攻冲所致。肾为先天之本，元气之根，内寄元阴元阳，滋五脏之阴，发五脏之阳。生理上心气下通于肾，而肾气上承于心。心得肾之滋养，始能气血充旺，神明有主。若肾精亏损，则心血不充，心脉失养，可致心痛；若肾阳虚衰则心阳衰微，帅血无力，心脉瘀阻亦致心痛。临床可见四肢厥冷、冷汗自出、舌淡苔白、脉沉紧等症，治疗用乌头赤石脂丸加减。表明从温通肾阳以复心阳而治心是治疗心痛的又一种方法和途径。

【典型病例】

陈某，男，56岁。2008年4月1日初诊。心前区憋闷、疼痛3年。患者自诉3年前于过度劳累后，觉心前区憋闷、疼痛，经某院确诊为"广泛下壁心肌梗死"，对症处理后，症状暂得缓解而出院。虽以西药维持治疗，但仍时有发作。近日发作频繁，且痛闷程度渐趋重笃。刻下：患者面白唇青，神疲肢冷，双手扪于胸前，语声低微。舌质滞暗少苔，脉沉细。

西医诊断：心肌梗死。

中医诊断：胸痹心痛（心血瘀阻）。

治法：温阳益肾，活血化瘀。方选乌头赤石脂丸。药用：炮乌头5g，川椒3g，干姜5g，炮附子10g，赤石脂10g，红参10g，苏木10g。日1剂，水煎取汁100mL，每日2次煎服。1剂汗止肢温，再剂心痛渐止，继用柏子养心丸调理。

六、体会

综上所述，胸痹心痛当辨证论治，同时要重视整体观念，从五脏整体调节。胸痹心痛虽病因变化多端，然总不离其余四脏，因此临床辨证论治切不可偏执于一脏，罔顾它脏，而延病患之苦。

（朱西杰，李卫强）

《金匮要略》分期辨治心病

《金匮要略》对中医学的发展影响深远，继承和发展了《黄帝内经》心病治疗学术思想，不仅有专篇论述，且有散见于他篇的分期辨治[1]。后世赞誉《金匮要略》为"医方之祖，而治杂病之宗也"[2]。研究整理张仲景心病分期辨治思路，对心病防治有重要指导意义。

一、早期——心气不足，胸闷短气

心居胸中，主血脉，心血正常循行均赖心气的温煦推动[3]。张仲景在《金匮要略》中明确提出"若五脏元真通畅，人即安和"[4]，强调了机体阳气在疾病发生中的重要作用，阳气亏虚、邪气侵袭是疾病发生的主导因素，即气伤是疾病早期主要的表现。年迈体虚或劳倦思虑过度，或因误汗、汗出过多，心气虚、心气不足，胸中宗气运转无力，可出现胸闷、气短不足以息，乏力，畏寒，甚则心悸等表现。

胸闷短气多作为心病早期的一个并发症状出现，如《金匮要略·中风历节病脉证并治》曰："心气不足，邪气入中，则胸满而短气。"[4]此外，《金匮要略·胸痹心痛短气病脉证并治》第2条亦曰："平人无寒热，短气不足以息者，实也。"[4]所谓"平人"，尤在泾称"平人，平素无疾之人也"[5]。无恶寒发热之表证而发生胸中满闷、短气。实，指实为胸痹心痛腹痛诸疾之人，故曰"实也"。

胸闷、气短等早期心气损伤表现可见于多种疾病，临床中易忽视而失治。故仲景在《金匮要略》中列本条用意深刻，旨在强调无病先防、有病早治、既病防变的"治未病"的原则，也是中医在疾病早期诊断方面的一个重要表现，提示在心病早期应早诊断、早防治，以免病程进展发展成为心律失常、冠心病等。

若不予重视，未做治疗，心阳损伤加重出现水饮，《金匮要略·痰饮咳嗽病脉证并治》亦曰"水在心，心下坚筑，短气，恶水不欲饮"[4]，"夫病人饮水多，必暴喘满。凡食少饮多，水停心下，甚者则悸，微者短气"[4]。因此，针对出现早期心气亏虚的胸闷短气之症，治以参麦饮[6]，随证加入红参、西洋参、党参或太子参以补益心气。现代药理[7]表明，党参对心肌缺血造成的损伤具有部分的保护作用，进而改善心肌功能。麦冬[8]提取物具有明显的抗心肌缺血缺氧的作用，并且呈量效关系。五味子[9]对抑制血小板凝聚、调节免疫、影响中枢神经系统、抗衰老等有一定的作用。

二、中期——心阳不足，心悸惕动

心主血，心血赖心气的推动才能运行周身，荣养脏腑四肢百骸，《素问·五脏生成》云："诸血者，皆属于心。"心亦因有血液的濡养方能维持正常的生理活动。随着心气损伤加重，心失所养，出现心阳不足，温煦功能减退，心气鼓动无力，心血运行减慢。机体为满足自身的血液供应，呈代偿性心率增快，可见胸闷短气，心悸，心中惕惕而动，脉结代等表现。

张仲景对心悸的描述有许多，如"叉手自冒心，心下悸，欲得按""脐下悸""心动悸""悸"[10]。如《金匮要略·血痹虚劳病脉证并治》说："虚劳里急，悸，衄，腹中痛，梦失精，四肢酸疼，手足烦热，咽干口燥，小建中汤主之。"[4]小建中汤即桂枝汤倍量芍药加饴糖而成，通过桂枝汤调和营卫气血，补益脾胃中气，使脾胃健运，中气立则气血化源充足，心得其养而悸症自愈。所以尤在泾《金匮要略心典》云："是故求阴阳之和者，必于中气，求中气之立者，必以建中也"[11]。

《伤寒论》桂枝甘草汤证亦指出："发汗过多，其人叉手自冒心，心下悸，欲得按者，桂枝甘草汤主之。"[12]《伤寒溯源集》注曰："发汗过多，则阳气散亡，气海空虚，所以叉手自冒覆其心胸，而心下觉惕惕然悸动也。"[13]表明心气损伤殃及心阳的表现，进一步发展，还可能出现脉结代，即《伤寒论》炙甘草汤证，"心动悸，脉结代，炙甘草汤主之"[12]。《金匮要略·血痹虚劳病脉证并治》亦云："《千金翼》炙甘草汤，治虚劳不足，汗出而闷，脉结悸，行动如常，不出百日，危急者，十一日死。"[4]炙甘草汤以炙甘草命名，取其味至甘以补中，中气充足则能变化水谷之精气而为血，心血充盈，脉道自然通利。现代药理研究[15-16]亦表明，炙甘草汤有抗心律失常、抗心肌缺血再灌注损伤、抑制心脏的自律性和兴奋性、抗衰老、补血作用，对抑制细胞凋亡和促进细胞增生也有一定的作用。

桂枝去芍药加蜀漆牡蛎龙骨救逆汤并见于《伤寒论》和《金匮要略》，《伤寒论》112条曰："伤寒脉浮，医以火迫劫之，亡阳，必惊狂，卧起不安者，桂枝去芍药加蜀漆牡蛎龙骨救逆汤主之。"[12]《金匮要略·惊悸吐衄下血胸满瘀血病脉证并治》曰："火邪者，桂枝去芍药加蜀漆牡蛎龙骨救逆汤主之。"[4]两条互参可知，误用火法，强迫发汗，损伤心阳，神气浮越，可致心悸、惊狂、卧起不安等。因此，病证发展至心阳不足，要温通心阳，镇惊安神，截断病势发展。

三、后期——痰瘀内阻，胸痹心痛

心阳亏损进一步发展，胸阳不振，导致阴寒内生而盛，殃及心脉瘀滞不通而出现胸痹心痛，心前区闷痛，牵及肩背，夜间尤甚。因此，《金匮要略·胸痹心痛短气病脉证治》言："夫脉当取太过不及，阳微阴弦，即胸痹而痛，所以然者，责其极虚也。今阳虚知在上焦，所以胸痹、心痛者，以其阴弦故也。"[4]即是典型的阳虚、痰瘀内阻心脉之证。

张仲景在《金匮要略》中以专篇《胸痹心痛短气病脉证并治》论述，如"胸痹之病，喘息咳唾，胸背痛，短气，寸口脉沉而迟，关上小紧数，瓜蒌薤白白酒汤主之"。论述了胸痹的典型证候，反映了胸痹阳虚阴盛、痰瘀内阻的表现。"胸痹不得卧，心痛彻背者，瓜蒌薤白半夏汤主之"，即是心阳亏虚，痰瘀互结、心脉痹阻的重证，以瓜蒌、薤白温阳宣痹、活血通脉，半夏化痰安神，更以白酒助阳活血通脉。诸药合用，使阳气振奋，痰瘀自消，则诸症可除。另外"胸痹缓急者，薏苡附子散主之"，此为阴寒凝滞，胸阳痹阻不通所致。治以温阳散寒，除湿止痛。方中炮附子、薏苡仁温阳祛寒，通痹止痛。"心痛彻背，背痛彻心，乌头赤石脂丸主之"，为阴寒痼结所致之心痛。乌头赤石脂丸方中乌头、附子、蜀椒、干姜一派大辛大热之品，共奏通阳逐寒止痛之功。

四、结语

《金匮要略》对中医学的发展影响深远，后世赞誉为"医方之祖，而治杂病之宗也"[2]。《金匮要略》辨治心病根据心气、心阳损伤程度早诊断，及时发现，分期诊治，截断病势。研究整理张仲景心病分期辨治思路，对防治心病有重要指导意义。

（关芳，艾梦环，王骄，李卫强）

参考文献

［1］吕志杰，李跃进.《金匮要略》对于心病的辨证论治［J］. 河北中医，2002，24（1）：56-58.

［2］付新伟.《金匮要略》辨治心悸方证探析［J］. 中医研究，2016，29（5）：6-8.

［3］季绍良，成肇智. 中医诊断学［M］. 北京：人民卫生出版社，2002：141.

［4］范永升. 金匮要略［M］. 北京：中国中医药出版社，2003：137，101，136，100.

［5］张山泰.《金匮要略》"短气"新解［J］. 中医药临床杂志，2009，21（5）：377-378.

［6］宋柯. 参麦七味饮治疗气阴两虚型冠心病心绞痛的临床研究［D］.

济南：山东中医药大学，2015：19.

[7] 郭自强，朱陵群，张立平. 党参对大鼠离体工作心脏缺血/再灌注损伤的保护作用 [J]. 北京中医药大学学报，1995，18（5）：39.

[8] 程金波，卫洪昌，章忱，等. 麦冬提取物抗犬心肌缺血的药效学实验研究 [J]. 中国病理生理杂志，2001，17（8）：810.

[9] 蒋仕丽，章蕴毅，陈道峰. 异型南五味子丁素、五味子酚和（+）-安五脂素对血小板聚集的影响 [J]. 复旦学报（医学版），2005，32（4）：467.

[10] 张晋升. 张仲景治疗心悸的方证辨治探析 [J]. 辽宁中医药大学学报，2015，17（12）：112-114.

[11] 尤在泾. 金匮要略心典 [M]. 北京：中国医药科技出版社，2014：43.

[12] 王庆国. 伤寒论选读 [M]. 北京：中国中医药出版社，2019：75，76，89.

[13] 钱潢. 伤寒溯源集 [M]. 周宪宾，陈居伟，校注. 北京：学苑出版社，2009：65.

[14] 唐荣华. 炙甘草汤治疗脉结代心动悸的体会 [J]. 中国中医急症，2011，20（3）：392-393.

[15] 胡久略，黄显章. 炙甘草汤抗心律失常作用的实验研究 [J]. 时珍国医国药，2008，19（5）：1189-1190.

[16] 袁杰. 炙甘草汤对大鼠在体心肌缺血-再灌注损伤后左心功能及抗氧化酶的影响 [J]. 时珍国医国药，2008，19（2）：411-412.

《金匮要略》五脏病之脾胃证治观

脾胃为气血生化之源，五脏皆赖脾胃以养。《素问·经脉别论》曰："食气入胃，散精于肝，淫气于筋。食气入胃，浊气归心，淫精于脉。脉气流经，经气归于肺，肺朝百脉，输精于皮毛。毛脉合精，行气于腑，腑精神明，留于四脏。"《素问·阴阳应象大论》亦曰："谷气通于脾，六经为川，肠胃为海，九窍为水注之气，九窍者，五脏主之。五脏皆得胃气，乃能通利。"因此，补土派李东垣《脾胃论》指出："内伤脾胃百病由生。"《金匮要略》作为治疗杂病之典范，其中张仲景重视脾胃，注重顾护胃气，从脾胃论治五脏病证亦是临证特色。以下就五脏病之脾胃证治观作以探讨。

一、肝病从脾胃论治

黄元御《四圣心源·劳伤解》曰："脾为己土，以太阴而主升，胃为戊土，以阳明而主降，升降之权，则在阴阳之交，是谓中气。"强调脾胃位居中焦，脾胃之气一升一降，升降相因，通过气机升降出入，调理各脏腑之协调运转，为五脏六腑气机升降之枢纽。《素问·刺禁论》指出"肝生于左，肺藏于右"，肝属木主生发，肺属金主肃降，二者一升一降，共同调节着气机的运行。脾胃作为气机升降之枢纽，直接关系到肝肺气机升降，此如《医圣心源》所言："脾升则肝肾亦升，故乙木不郁；胃降则心肺亦降，故金火不滞……以中气之善运也。"《名医方论》卷一提到"肝为木气，全赖土以滋培，水以灌溉"，"肝木亦靠脾土灌溉而升"。故脾胃转输气机作用决定肝肾之气机循序升降。同时，肝疏泄功能之正常发挥，也离不开脾胃化生水谷精微的濡养。因此，肝与脾胃生理上密切相关，肝病从脾胃论治亦是仲景特色。

《金匮要略·脏腑经络先后病脉证》即曰："见肝之病，知肝传脾，当先实脾。"指出从脾治肝的疾病防治思路。《金匮要略·腹满寒疝宿食脉证并治》："趺阳脉微弦，法当腹满，不满者必便难，两胠疼痛，此虚寒从下上也，当以温药服之。"表明脾胃阳虚，气机斡旋失司可致两侧胁肋肝脉所过之处气机不利，出现胀满或疼痛不适，此即脾病而见肝之病，并指出采用小建中汤、理中丸等温药予以治疗。《金匮要略·痰饮病脉证并治》亦有："心下有痰饮，胸胁支满，目眩，苓桂术甘汤主之。"说明在脾胃阳气损伤，阳虚则痰饮内生，停于胃口，土湿木郁，胆经莫降，故胸胁偏支胀满，目珠眩晕，目者神魂之开窍，故眩见于目。苓桂术甘汤中术、甘补中而燥土，苓、桂泄水而疏木。此为内科杂病中从脾治肝之法。

此外，妇人病中亦有从脾治肝之证。如《妇人妊娠病脉证并治》篇亦有："妇人怀妊，腹中㽲痛，当归芍药散主之。"《妇人杂病脉证并治》篇云："妇人腹中诸疾痛，当归芍药散主之。"此类证候是因妇人脾虚气血生化不足，肝失濡养，加之阴血聚以养胞而气血相对不足，致使肝无血可藏，肝体失于柔顺；同时，脾虚湿邪内蕴，致使肝气疏泄不利而郁滞，则见气机疏泄不利，筋脉失于温养而腹中绵绵作痛，临床上多见产前焦虑症、抑郁症等，治疗上采用健脾益气养血，柔肝缓急止痛之法，白术、苓、泽健脾化湿，当归、芍药、川芎养血柔肝疏肝活血行气利湿。

二、心病从脾胃论治

脾胃病变可致心病，从脾胃治疗心病亦早已有之。《内经》中即有脾心痛、胃心痛的记载。如《灵枢·厥病》云："厥心痛，痛如以锥针刺其心，心痛甚者，脾心痛也。"又云："厥心痛，腹胀胸满，心尤痛甚，胃心痛也。"《杂病源流犀烛·心病源流》："腹胀胸满，胃脘当心痛，上支两胁，咽膈不通，胃心痛也。宜草豆蔻丸、清热解郁汤。"《灵枢·经脉》即指出："脾足太阴之脉……上膈，挟咽，连舌本，散舌下。其支者：复从胃别，上膈，注心中。"而脾所生病者，就包括舌本痛、烦心、心下急痛等，表明生理上脾之经脉与心通过经脉相连，关系密切，病理上又相互影响。

《金匮要略》在《胸痹心痛短气脉证并治》篇中对从脾胃论治心病有详尽阐述："胸痹，心中痞气，气结在胸，胸满，胁下逆抢心，枳实薤白桂枝汤主之，人参汤亦主之。"枳实薤白桂枝汤为脾胃气滞，胸中气机不利而致胸闷短气之心病，为调畅胸中气机，振奋心阳，即胸胃同治之举。而人参汤即理中丸，胸痹病，心下痞气，闷而不通者虚也。虚者用人参汤（即理中汤）主之，是以温中补气为主也，由此可知痛有补法，塞因塞用之义也。魏荔彤曰："胸痹自是阳微阴盛矣，心中痞气，气结在胸，正胸痹之病状也。再连胁下之气，俱逆而抢心，则痰饮水气，俱乘阴寒之邪，动而上逆，胸胃之阳气全难支拒矣……再或虚寒已甚，无敢恣为开破者，故人参汤亦主之，以温补其阳，使正气旺而邪气自消也。"即从脾治心之法。

脾胃脏腑相连，经络相通，燥湿相济，升降相因，从胃治心在《金匮要略》中也有体现。如《胸痹心痛短气脉证并治》篇曰："胸痹，胸中气塞、短气，茯苓杏仁甘草汤主之，橘枳姜汤亦主之。"橘枳姜汤即从胃治心之法。胸痹胸中急痛，胸痹之重者也；胸中气塞，胸痹之轻者也。胸为气海，一有其隙，若阳邪干之则化火，火性气开不大病痹也。若中焦胃之寒湿阴邪上逆干之则化水，水性气阖，故令胸中气塞短气，不足以息，而为胸痹也。沈明宗曰："邪气阻塞胸膈，肺气不得往来流利，则胸中气塞短气，方用杏仁使肺气下通，以茯苓导引湿下行，甘草和中，俾邪去则痹开而气不短矣，然胸痹乃胸中气塞，土湿寒浊阴气以挟外邪上逆所致，故橘、枳、生姜善于散邪下浊，所以亦主之。"

三、肺病从脾胃论治

《薛生白医案》指出："脾为元气之本，赖谷气以生；肺为气化之源，而寄养于脾者也。"所以，何梦瑶《医碥》中说："饮食入胃，脾为运行其精英之令，虽曰周布诸脏，实先上输于肺，肺先受其益，是为脾土生肺金，肺受脾之益，则气益旺，化水下降，泽及百体。"所谓肺为主气之枢，脾为生气之源，就是肺与脾在气的生成和输布方面的相互作用。同时，脾肺均能调节水液代谢，《类证治裁》云："盖肺为贮痰之器，脾为生痰之源。"因此，《慎斋遗书》即有"扶脾即所以保肺，土能生金也"，说明从脾治肺之重要。

张仲景在《金匮要略》中亦有从脾治肺之法。如《肺痿肺痈咳嗽上气病脉证治》篇曰："肺痿，吐涎沫而不咳者，其人不渴，必遗尿，小便数。所以然者，以上虚不能制下故也。此为肺中冷，必眩，多涎唾，甘草干姜汤以温之。"又云："火逆上气，咽喉不利，止逆下气者，麦门冬汤主之。"清代喻嘉言《医门法律·肺痿肺痈门》指出："肺痿者，其积渐已非一日，其寒热不止一端，总由胃中津液不输于肺，肺失所养，转枯转燥，然后成之。"表明肺痿之成因与中焦虚寒或虚热伤津，肺失温养有关，因此，张璐在《张氏医通·肺痿》将其治法概括为"缓而图之，生胃津，润肺燥，下逆气，开积痰，止浊唾，补真气……散风热"七个方面。甘草干姜汤方为理中汤之半，乃辛甘化阳之温补剂，是太阴病方。用辛温之干姜温脾阳，甘草和中。甘草之剂量大于干姜一倍，旨在扶脾阳，即培土生金之法，以甘草、干姜辛甘温化。而胃热伤阴之虚热灼津成痰，阴伤肺失濡养而痿。因此，以麦门冬汤滋养中焦脾胃之阴液，止逆下气而治肺痿。《金匮要略》中治疗痰饮病的小青龙汤、射干麻黄汤之类，亦以干姜、细辛、生姜之属温脾散寒、化饮止咳，也是仲景从脾治肺饮之法。

四、肾病从脾胃论治

脾胃为"后天之源"，肾为"先天之根"。脾胃异常与肾病的发生、发展有密切关系。因此，张仲景《金匮要略》中肾病也多从脾胃而治。如《金匮要略·五脏风寒积聚病脉证并治》："肾着之病，其人身体重，腰中冷，如坐水中，形如水状，反不渴，小便自利，饮食如故，病属下焦，身劳汗出，衣里冷湿，久久得之，腰以下冷，腹重如带五千钱。"肾着即为阳气不足外受寒湿侵袭的肾之外经病证，即寒湿附着肾经而见腰部寒冷沉重的病证。水盛阴旺，故身体迟重，腰中寒冷，如坐水中。水旺土湿，故反不渴。肾位在腰，自腰以下，阴冷痛楚。土位在腹，水旺侮土，故腹重如带五千钱也。姜甘苓术汤中姜、苓，温中而泄水，术、甘，培土而去湿也。

另外，《金匮要略·水气病脉证并治》也有从脾治疗肾之水肿之法："风水脉浮身重，汗出恶风者，防己黄芪汤主之，腹痛者加芍药。"临证中多为脾胃阳气不足，外邪侵袭而水津运化不利，由脾及肾而水肿。《素问·至真要大论》指出："诸湿肿满，皆属于脾。"《脾胃论》亦有："脾病则下流乘肾。"《景岳全书·肿胀》指出："凡水肿等证，乃脾肺肾三脏相干之病。盖水为至阴，故其本在肾……水惟畏土，故其制在脾……"因此，防己黄芪汤方中以防己、黄芪健脾益气，固表利水，白术补气健脾祛湿，姜、枣、甘草和中调药，脾旺而水肿消退。

纵观以上，张仲景从脾胃治疗五脏病证是其重视脾胃的具体表现，也是后世李东垣《脾胃论》"内伤脾胃，百病由生"之百病脾胃证治观的理论渊源。因此，张仲景五脏病之脾胃证治观值得临床深入研究。

（李卫强，魏雪红，朱西杰）

参考文献

[1] 张家礼. 金匮要略理论与实践 [M]. 北京：人民卫生出版社，2013.

[2] 朱西杰，李卫强，赵仁. 脾胃学内涵与外延研究 [M]. 银川：黄河出版传媒集团阳光出版社，2014.

木防己汤加减治疗单纯性收缩压升高50例

单纯性收缩压升高是现代临床常见病与多发病，目前流行病学和临床研究表明，对于高血压患者而言，与舒张压增高相比，收缩压升高是重要的危险因素，包括我国在内的世界人口老龄化进程加快，使收缩压升高的患者日益增多，成为老年致残、致死的严重威胁[1]。单纯性收缩压升高，可使男性心血管病发病的危险增加2.5倍，女性增加2.4倍，从1997年的JNC-6到2003年的JNC-7突出强调收缩压增高比舒张压增高更危险[2]。并且控制收缩压比控制舒张压更为困难，因为使用抗高血压药物降低收缩压的同时，会把舒张压进一步降低，从而带来危险。所以收缩期高血压人群中很大一部分，药物治疗效果不理想[3]。我们用医圣张仲景《金匮要略》中的木防己汤加减治疗单纯性收缩压升高，取得满意的临床效果，现总结如下。

一、临床资料

本资料共50例，均系门诊病人。其中男10例，女40例；年龄最大者76岁，最小者27岁，平均年龄48岁；病程1年内者30例，1~5年者15例，5年以上者5例。临床表现均有不同程度的胸闷、气短、头晕，45例伴有心慌、心悸，31例伴有颜面浮肿，29例伴有睡眠差，20例伴有纳差、乏力，3例伴有晕厥，7例伴有肌肉酸痛。临床主要症状为胸闷、气短、头晕；伴随症状有颜面浮肿、心慌、心悸、睡眠差、纳呆；测量血压：收缩压明显超过基础血压，脉压超过50mmHg，即可判定为收缩压升高。

二、治疗方法

以《金匮要略》木防己汤随症加减：木防己、茯苓各 12g，石膏 30g，桂枝、党参、瓜蒌、薤白各 10g，红藤 15g。颜面浮肿加白茅根 20g；胸闷气短加仙鹤草、莪术各 10g；心慌心悸加生牡蛎 15g，琥珀（冲）8g；烦躁不安加龙胆草 6g，栀子 10g；睡眠差，易惊醒加酸枣仁 10g。6 天为 1 疗程，2 个疗程为一完整观察周期。

三、疗效观察

1. 疗效标准

临床治愈：临床症状消失，收缩压恢复至基础血压；有效：临床症状减轻，收缩压明显降低；无效：临床症状和收缩压均无明显改善。

2. 结果

收缩压恢复正常最快 1 周，最慢 8 周，平均服药 5 剂均可见效。治愈 45 例（90%），有效 3 例（6%），无效 2 例（4%），总有效率 96%。

3. 病案举例

王某，男，64 岁，2003 年 2 月 15 日初诊。自诉胸闷、气短、心慌、头晕近 5 年。平素易感冒，乏力，睡眠差，多梦易惊醒，全身肌肉酸痛，饮食时好时坏，二便正常。曾检查抗"0"、血沉及心电图均正常。舌暗红苔白腻，脉弦有力。血压 158/80mmHg（基础血压为 115/80mmHg）。

诊断为单纯性收缩压升高。中医辨证为心血不足，血瘀痰阻。治以益气补血，温通心阳，活血利水。方用木防己汤加减：木防己、茯苓各 12g，石膏 30g，桂枝、瓜蒌、薤白、枳实、半夏各 10g，党参、红藤、石菖蒲各 15g，白茅根 20g。每日 1 剂，水煎 2 次，取汁 250ml，分 3~4 次服完。药至 4 剂，胸闷、气短、头晕明显减轻，血压降至 130/80mmHg。药至 10 剂，诸证消失，血压为 120/80mmHg。嘱将本方改为丸剂，连服 3 个月。随访至今病未再复发。

四、讨论

单纯性收缩压升高,现代医学认为是胆固醇增高,血脂紊乱,缺乏运动,并和吸烟有关。通过我们临床观察发现,此类病人多由于长期的精神刺激或劳累过度等因素,导致心脏泵血功能降低,全身出现代偿性缺血。气血运行失常,日久出现病理性代谢产物,如中医所言的痰饮、瘀血内停等,而致气血逆乱上犯,出现头昏、头晕、胸闷、气短、颜面浮肿。木防己汤为医圣张仲景《金匮要略·痰饮咳嗽病脉证治》[4]篇中治疗"膈间支饮,其人喘满,心下痞坚,面色黧黑,其脉沉紧,得之数十日,医吐下之不愈"的主方,其中描述的症状特点与单纯性收缩压升高的主要症状相似,所以选用木防己汤加减治疗。

方中防己配桂枝一苦一辛,行水饮而散结气,以消散心下痞坚;石膏辛凉,以清郁热,其性沉降,可以镇饮邪之上逆;党参扶正补虚;加白茅根以清热利尿,排出代谢产物;红藤活血散瘀;瓜蒌、薤白、枳实宽胸理气,提高心肌功能;半夏燥湿降逆;石菖蒲开通心阳。诸药合用,泻浊邪,清郁热,通心阳,行气血,使气血调和,血压平稳,诸证自然消失。

(朱西杰,李卫强)

参考文献

[1] 胡大一. 重视收缩压控制,提高高血压的控制率 [J]. 中国医学论坛报,2004,3:18.

[2] 高润霖. 降压达标,全面控制心血管病危险因素 [J]. 中国医学论坛报,2004,3:25.

[3] 刘力生. 国际高血压学会第20届年会概况与未来研究方向 [J]. 中国医学论坛报,2004,3:25.

[4] 张玉清. 胡庚辰评注金匮要略 [M]. 北京:中国古籍出版社,2000:228.